Florian Überall · Gesund mit Bitterstoffen

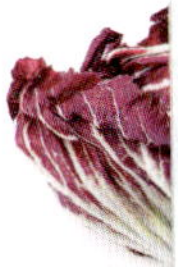

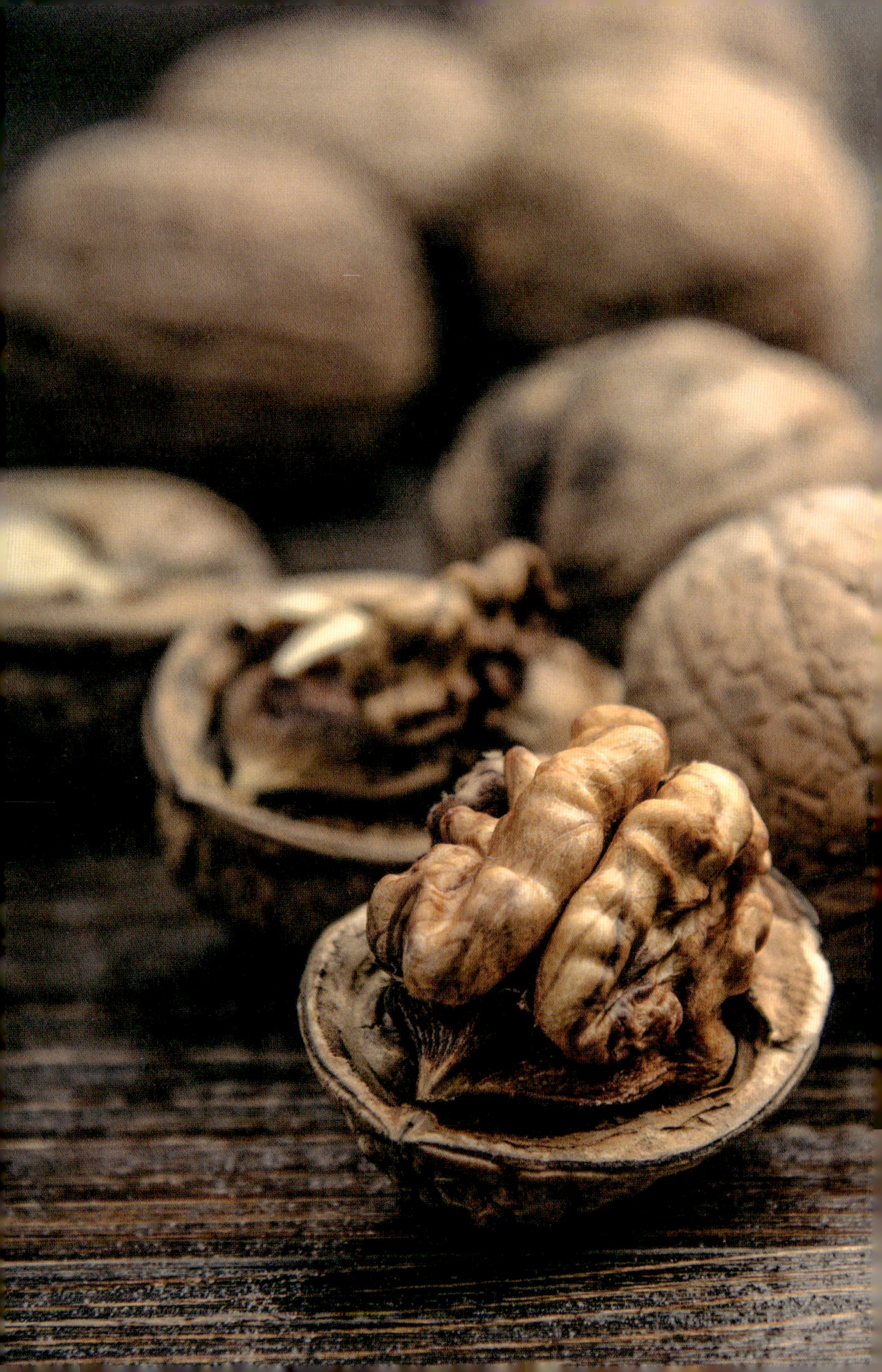

Florian Überall

Gesund mit Bitterstoffen

Den Stoffwechsel anregen und das Immunsystem stärken

herbig

Bildnachweis

Mit 12 Fotos von Shutterstock (S. 1 ©Wealthylady, 2 ©Pohosian Hrant, 24 ©I. Rottlaender, 40 ©coffeehuman, 50 ©Marina Kisenko, 61 ©Diana Taliun, 62 ©avoferten, 68 ©Andrew Pustiakin, 89 ©Werner Spiess, 108 ©Kasabutskaya Nataliya, 114 ©Johanna Muehlbauer, 119 ©Elena Rostunova) sowie mit 9 Fotos von Adobe Stock (S. 8 ©Christine, 12 ©focus finder, 21 ©wonderisland, 28 ©omm-on-tour, 33 ©Grafvision, 73 ©Ademoeller, 76 © kobra78, 80 ©Ксения Коломенская, 96 ©ileana_bt).

S. 57: ©Florian Überall.

Impressum

Umschlaggestaltung von STUDIO LZ, Stuttgart, unter Verwendung von 3 Fotos von Shutterstock (Welthylady, Nik Merkular, Tiger Images).

ISBN 978-3-96859-015-8
Projektleitung: Nicole Janke
Redaktion: Ulrike Burgi, Köln, lektorat-burgi.de
Gestaltungskonzept, Gestaltung und Satz: DOPPELPUNKT, Stuttgart
Produktion: Hanna Schindehütte
Druck und Bindung: Printer Trento
Printed in Italy/ Imprimé en Italie

Inhalt

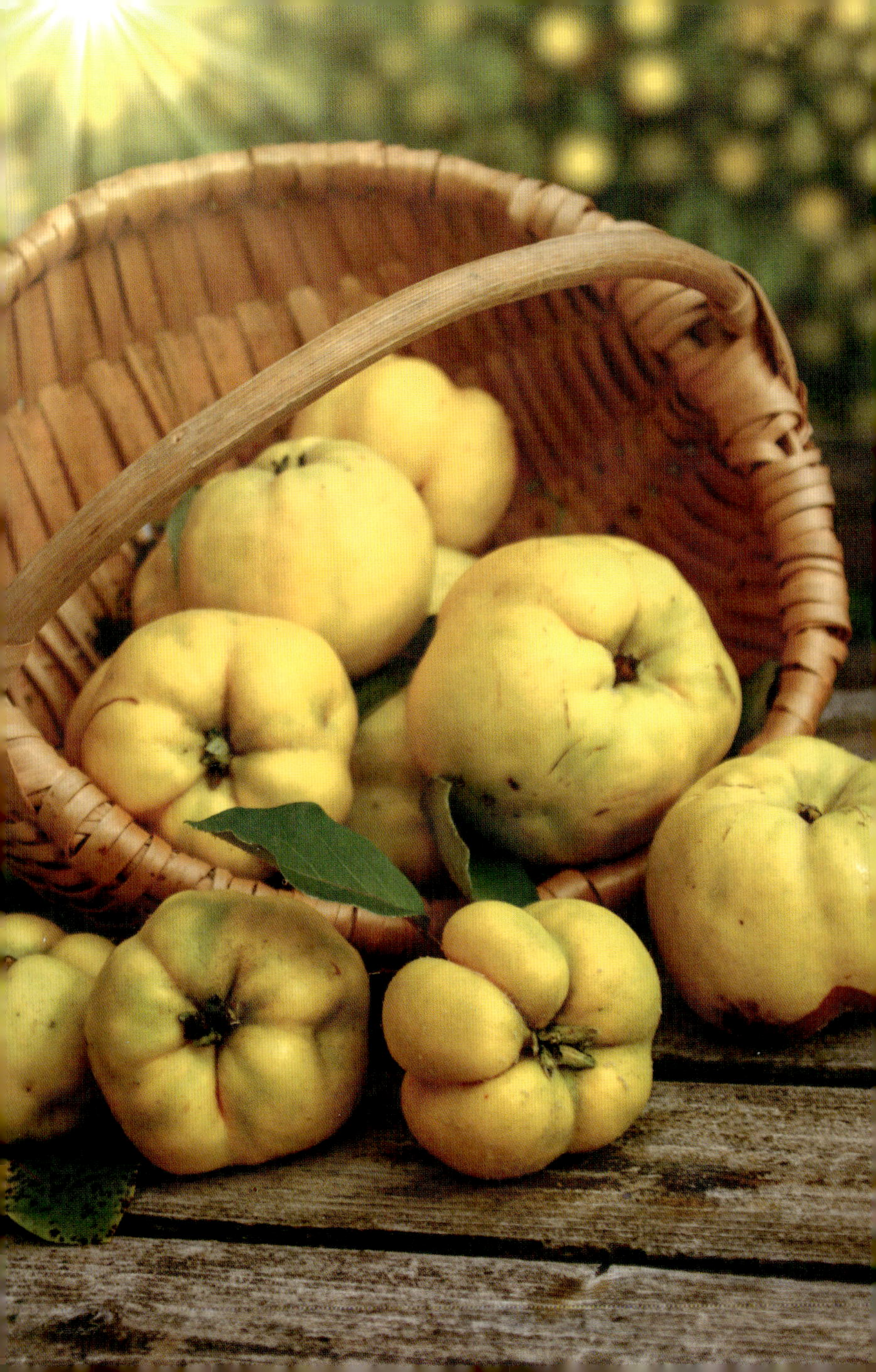

Vorwort

Liebe Leserin, lieber Leser,
immer, wenn ich im Alltag innehalte und gewahr werde, wie meine Gesundheit schwankt, wird mir eines klar: Nur auf das Glück zu hoffen, von Krankheit verschont zu bleiben, reicht nicht. Handeln ist notwendig.

Schon vor Jahrhunderten war bekannt, dass Bitterstoffe eine heilsame Wirkung entfalten können. Wir wissen nicht, ob auch die europäische Klostermedizin des Mittelalters das *Elixir ad longam vitam* mit der klaren Absicht erzeugt hat, das Leben zu verlängern. Der Erfolg des Getränks war jedoch erstaunlich. Die Tinktur aus Engelwurz, Enzianwurzel, Mariendistel und anderen Bitterkräutern, die dem Schweizer Arzt und Naturphilosophen Paracelsus zugeschrieben wird, hat als »Schwedenbitter« bis heute überdauert und wartet in so mancher Hausapotheke auf den Gebrauch.

Die Liste der heilsamen Bitterkräuter, die wir kennen, ist lang. Sie reicht von Andorn, Benediktenkraut, Ingwer, Kurkuma bis hin zu Tausendgüldenkraut, Schafgarbe, Wegwarte und Wermut. Als Tee, Abkochung oder alkoholisches Elixier führen Bitterstoffe zu einem raschen Sättigungsgefühl, wirken einem vermeintlich unstillbaren Süß- und Fleischhunger entgegen, und lassen so Fettleibigkeit und Diabetes keine Chance. Viele Bitterkräuter sind hervorragend für den Einsatz in der Küche als Salate und Kräuter geeignet, andere bekämpfen als Gurgellösung oder in Salben verarbeitet schädliche Bakterien und Viren.

Aber was macht den bitteren Geschmack aus? Können wir den bitteren Geschmack überhaupt noch in unsere Geschmackswahrnehmung einordnen? Es fällt uns zunehmend schwer, zu uniform ist unsere Zunge und unser Gaumen auf süß geprägt. Bitter stößt eher auf Ablehnung und Ekel. Eigentlich unglaublich, besitzen doch Bitterstoffe die größte Heilkraft aller Pflanzen und Pilze.

Mit diesem Buch möchte ich den Stellenwert von Bitterstoffen für den täglichen Gebrauch wieder in der Vordergrund rücken und Ihnen ihr Wesen und ihre Heilkraft näherbringen. Was ihren Einsatz angeht, können wir auf das Wissen großer Ärzte und Heiler aller Epochen vertrauen, dennoch erleichtert eine systematische Einordnung von Bitterstoffen den Umgang mit ihnen. Bitter ist nicht gleich bitter, und die Geschmacksempfindung reicht von aromatisch bitter bis zur reinen Bitterkraft. Diese unterschiedlichen Geschmacksnuancen sind für die vielfältigen therapeutischen und medizinischen Effekte verantwortlich. Diese gilt es zu ergründen.

Habe ich Sie neugierig gemacht? Schön, dann lade ich Sie ein weiterzulesen. So kann sich auch für Sie das Prinzip »Mit bitter immer fitter« offenbaren und zum täglichen Lebensglück werden.

Bittere Gesundheitsboten, so wichtig wie nie zuvor

Wissenswertes und Kurioses

Obwohl seit Jahrtausenden zur Heilung und Kräftigung von kranken Menschen in Verwendung, tragen Bitterstoffe bis heute Geheimnisse in sich. Glaubt man Forschern, welche am Fundort in der El-Sidrón-Höhle in Nordspanien die Gebisse von fünf Neandertalern untersucht haben, waren spezielle Bitterstoffe, wie sie für Wildkamille und Schafgarbe typisch sind, bereits Teil einer primitiven urzeitlichen Naturapotheke. Auch unser Eismann Ötzi hatte Kenntnis von Bitterstoffen, trug er doch auf seinen Wanderungen einen getrockneten Pilz mit sich: den überaus bitteren Birkenporling. Dieser war aufgrund seiner enormen Bitterkraft als Speisepilz völlig ungeeignet. Abgekocht diente der Sud jedoch zur Wundversorgung, schluckweise getrunken wahrscheinlich als Medizin gegen Magen- und Darmparasiten.

Meine ersten Erfahrungen mit bitter schmeckenden Pflanzen machte ich als kleiner Junge in unserem Garten und an einem nahen Bach hinter dem Haus. Büschelweise wuchs dort Brunnenkresse, und wir Kinder machten uns den Spaß, diese roh zu kauen. Später zog es mich hinaus in die Welt. Von Zentralafrika bis zum Baikalsee im burjatischen Sibirien, über Tibet bis nach

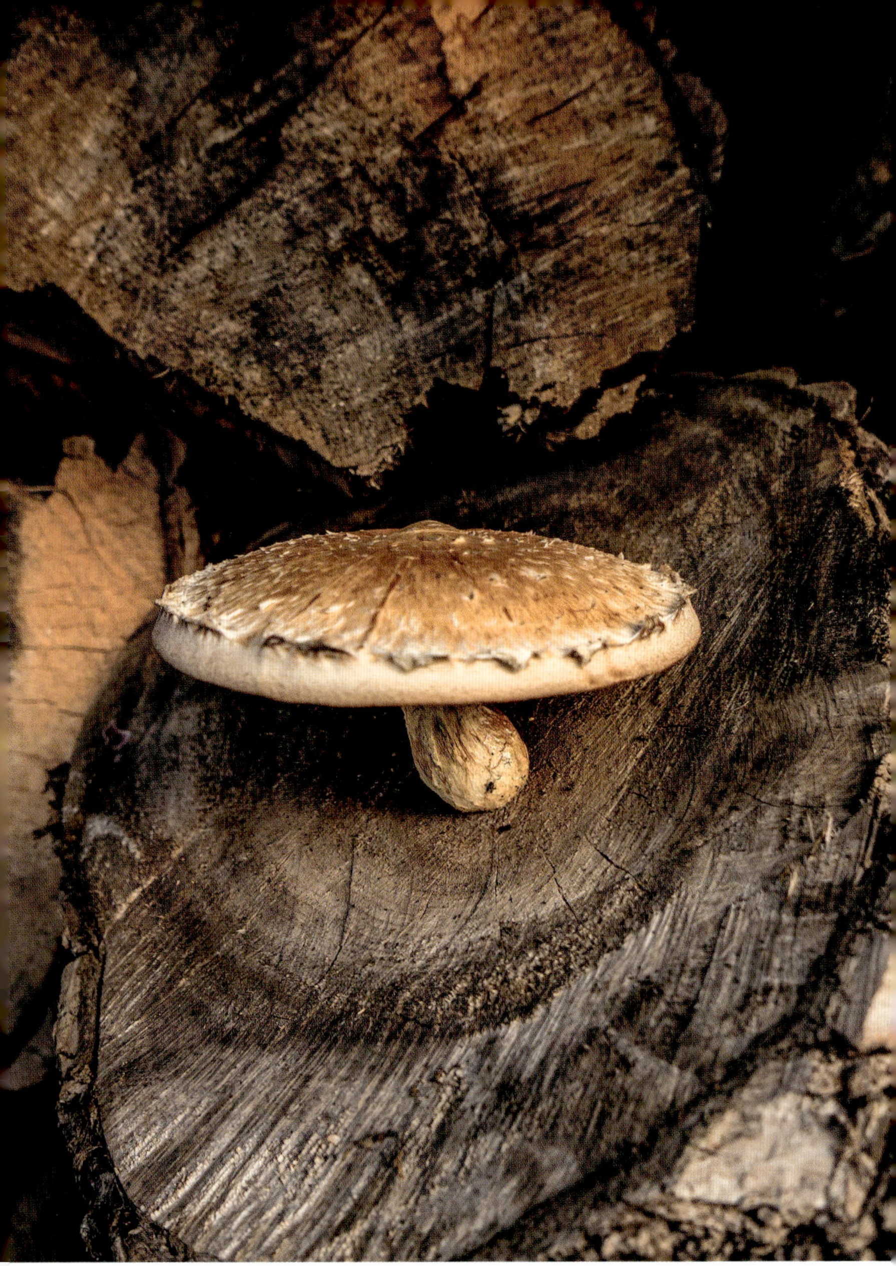

^ Bitterstoffe des Birkenporlings – Boten aus der Steinzeit.

Südindien, weiter ins ehemalige Ceylon und tief in den Dschungel von Myanmar, Thailand und Indonesien bin ich auf Bitterstoffe in ähnlicher volksmedizinischer Verwendung gestoßen. Medizinmänner sowie Mönche und Nonnen in asiatischen Klöstern waren häufig die Hüter ihrer Verwendung. Und wie sah es bei uns aus?

Die bekannteste Klosterfrau des deutschen Mittelalters, Hildegard von Bingen (1098–1179), Äbtissin und Mystikerin im Kloster Rupertsberg bei Bingen am Rhein, wurde zur Patin unzähliger bitterer Kräuterrezepturen. Die Mariendistel hatte es ihr besonders angetan. Sie nannte die Früchte als Universalmittel bei Leberleiden aller Art. Auch hochrangige tibetische Ärzte, wie Dr. Tenzin Choedrak und der Burjate Tschimit-Dorschi Dugarow, hinterließen »bittere« Spuren in ihren volksmedizinischen Zubereitungen. Tenzin Choedrak verkündete stets in seinen Konsultationssitzungen: »Der Tod sitzt im Darm«, und stellte am Hof des 14. Dalai Lama bitter schmeckende Darm- und Lebermischungen her. Tibetische Rezepturen reichen bis ins 12. Jahrhundert n. Chr. zurück. Die ayurvedische Lehre Indiens kennt rund 5000, die Traditionelle Chinesische Medizin (TCM) sogar 6000 Bitterpflanzen mit gesundheitsfördernden Wirkungen. In der modernen pharmazeutischen Industrie werden allenfalls 250 Bitterstoffpflanzen medizinisch genutzt. Das wird sich in Zukunft sehr wahrscheinlich ändern.

Was sind denn nun Bitterstoffe?

Obwohl Bitterstoffe und ihre Zubereitungen seit Jahrtausenden in der Volksmedizin zur Heilung und Stärkung Kranker und Geschwächter verwendet wurden, ist das Wissen um ihre vielfältige Wirkung weitgehend im Verborgenen geblieben. Trotz

Internet und sozialen Medien blieb ihre medizinische Bedeutung der breiten Bevölkerung unzugänglich. Vielleicht liegt es auch am Umstand, dass bitter nicht gleich bitter ist und unser Geschmacksempfinden Bitterstoffe meist als ungenießbar eingestuft hat. Wir sollten von der Natur lernen! Sie erzeugt Bitterstoffe zu ihrem Schutz. Ob in der Wurzel, im Blatt, der Blüte oder in Früchten – Bitterstoffe sind unverzichtbar für das Überleben der Pflanzen.

Interessanterweise sind nur drei chemische Stoffklassen nötig, um die gesamte Wirkkraft zu ermöglichen:

Da sind zunächst die *Terpene*. Das sind zyklische Wasserstoffverbindungen mit großer Ähnlichkeit zum Isopren, einem Baustein des menschlichen und tierischen Cholesterins. Sie sind sehr häufig in der Natur anzutreffen. Ein bestehendes Kohlenstoffgerüst, mehrfach aneinandergefügt und mit einigen chemischen Seitengruppen besetzt, und schon ist ein Terpen fertig. Eine Gruppe daraus ist Ihnen sicher geläufig, das sind die ätherischen Öle.

Sind bis zu zehn Kohlenstoffatome miteinander verknüpft, sprechen wir von Monoterpenen. Der Hauptwirkstoff des Enzians, Gentiopicrin, oder des Tausendgüldenkrauts, Centapicrin, gehören in diese Gruppe. Werden bis zu 15 Kohlenstoffatome aneinandergereiht, nennen wir sie Sesquiterpene. *Absinthin* und *Artabasin* des bitteren Wermutkrauts sind hier als wichtige Vertreter zu nennen. Werden die Ketten noch länger, sprechen wir von Triterpenen. Da sind dann schon mehr als 30 Kohlenstoffatome verknüpft. Triterpene kommen häufig in Hölzern vor, und man kann sie durch Wasserdestillation, etwa aus der Rinde oder den Blättern von Bitterpflanzen, gewinnen.

Alle anderen Bitterstoffe gehören in die chemischen Gruppen der *Alkaloide, Bittersäuren, Glykosiden* und *Steroiden*. Auch sie zählen, wie die Terpene, zu den sekundären Pflanzenstoffen, da sie nicht unmittelbar am Lebenszyklus der Pflanze teilnehmen, sondern zu ihrem Schutz synthetisiert werden. Terpene sind pharmakologisch sehr interessant, jedoch sind ihre biologischen Funktionen immer noch lückenhaft erforscht. Als flüchtige Verbindungen werden sie in der kosmetischen Industrie verwendet. Über ihr individuelles Geschmacksmuster, »Bitter ist nicht gleich bitter«, können wir fünf Kategorien unterscheiden:

- Amara pura
- Amara aromatica
- Amara acria
- Amara adstrigentia
- Amara mucilaginosa.

Historischer Abriss

Das moderne Gesundheitswesen in der EU ist praktisch vollständig in ein wirtschaftliches Dienstleistungssystem integriert. Die ärztliche Behandlung folgt einem vereinheitlichten Schema evidenzbasierter medizinischer Richtlinien. Sowohl Diagnose als auch Therapie folgen einem engen Korsett. Alternative oder ergänzende Maßnahmen sind nicht Bestandteil dieser Versorgung.

Drehen wir das Rad der Zeit um einige Jahrhunderte zurück, bietet sich ein völlig anderes Bild. Bader, Quacksalber und einige wenige Wundärzte sowie kräuterkundige Mönche und Nonnen prägten das Heilwesen. Meine Tiroler Heimat, diesseits und jen-

Was sagt der Bitterwert aus?

Der Bitterwert beschreibt die Bitterkraft von einem Gramm natürlichem Bitterstoff gelöst in einem Liter Wasser. Der Bitterwert ist also der Kehrwert jener Verdünnung eines Stoffes, einer Flüssigkeit oder eines Bitterstoffextrakts, welcher nach der Verdünnung eben noch bitter schmeckt. Der bitterste Naturstoff, welchen wir kennen, das Amarogentin aus der Enzianwurzel, besitzt einen Bitterwert von 1: 58 000 000. Also 1 Gramm (der tausendste Teil eines Kilogramms) in 58 000 Liter Wasser verdünnt, besitzt immer noch einen bitteren Geschmack. Da in der Regel Bitterstoffe aber nur etwa zu 0,5 % in Naturstoffzubereitungen vorkommen, liegen die Bitterwerte in einer synthetischen Substanz deutlich darunter. Ein mittleres Enzianwurzeldestillat liegt bei einem Bitterwert von 1: 20 000.

Amara pura, Stomachika oder Aperitiva sind die bittersten Bitterstoffe, die wir kennen. Sie leiten sich von dem lateinischen Wort *amarus = bitter* ab und besitzen den höchsten Bitterwert.

Amara aromatica ist eine Kombination aus Bitterem mit ätherischen Ölen. Zu dieser Gruppe gehören Bitterpflanzen, welche neben den Bitterstoffen auch ätherische Öle enthalten. Diese lindern zusätzlich Krämpfe und Entzündungen, lösen Muskelverspannungen und vertreiben Parasiten. Sie wirken speziell auf die muskulären Komponenten des Verdauungstrakts, die Blutbildung, die Herztätigkeit und den gesamten Blutkreislauf.

Amara acria werden jene heilkräftigen Mischungen von Bitterstoffen und Scharfstoffen genannt, die ganz speziell das »Verdauungsfeuer« entfachen und über die Schleimhäute positiv auf den gesamten Verdauungstrakt wirken. Zu ihnen gehören bekannte Gewürzdrogen wie der Ingwer (*Zingiber officinalis*), Galgant (*Alpina officinarum*) und der Kardamom (*Elettaria cardamomum*).

Amara adstrigentia werden Mischungen aus Bitterstoffen und Gerbstoffen genannt. Ein wichtiger Vertreter ist die Chinarinde.

Amara mucilaginosa sind bitter und schleimhaltig. Sie fördern die Bindung von Magensäure und schleimhautreizenden Zersetzungsprodukten und schützen so die Magenschleimhaut vor Entzündungen. Ein wichtiger Vertreter ist eine Moosart, das Isländisch Moos.

seits des Brenners, war reich an berühmten Ärzten und Apothekern. Das »Annenberger Arzneibuch« war ebenso weit verbreitet wie auch das Ertzney-Buech von Melchior Miersperger (1607), einem Kitzbühler Wundarzt. In seinem Werk finden sich besonders viele Bitterrezepturen: »*Ain schennes Ertzney-Buech mit vill guetten und bewährten stükken, durch mich ... zu Khützbüchel, zusamen geschriben worden, Anno dominy 1607.*«

Zahlreiche Bitterstoffrezepturen finden sich auch in »Heylsame Hauß-Apoteken« – das Buch wurde 1714 in Innsbruck gedruckt und trägt als Untertitel »Die entwichene Gesundheit widerump zu überkommen/oder beständig zu erhalten.« – oder bei Tiroler Bauerndoktoren aus dem 18. und 19. Jahrhundert. Häufig gelesen wurden das Arzney-Buech des Johannes Wagner (1779), die Kräuterfibeln von Alois Mantinger, dem Bauerndoktor aus Villnöß, oder von Alois Neuner (»Kiendler«) dem Bauerndoktor aus dem Zillertal. Die historischen Anmerkungen zu den alten Apothekerbüchern verdanken wir Herrn Mag. pharm. Gerhard Dörler (siehe Anhang). Die wohl größte Verbreitung fanden aber die Schriften von Paracelsus (1493–1541), er meinte: »Alle Wiesen und Matten, alle Berge und Hügeln sind Apotheken.« Der Schweizer Arzt, Naturforscher und Philosoph hatte ausgezeichnete Kenntnisse zur Wirkung von Naturstoffen und betonte in seinem bekanntesten Spruch: »Alle Dinge sind Gift und nichts ist ohne Gift. Allein die Dosis macht, dass ein Ding kein Gift ist.« Das lässt den Schluss zu, dass auch bei Bitterstoffen die Dosis entscheidend ist.

Was Bitterstoffe alles können

Alle Substanzen, die ess- oder trinkbar sind und bitter schmecken, bezeichnet man als Bitterstoffe. Seit Jahrhunderten in Verwendung zur Anregung und Stärkung des Körpers, blieb ihre Wirkung doch weitgehend im Dunkeln. Erst die moderne Pharmazie und Pharmakologie lüftete den Schatz und stellte die Bitterstoffe ins richtige Licht. Bitterstoffe verbessern die Verdauungsleitung, entsäuern den Körper und mobilisieren die Abwehrkraft gegen Viren und Bakterien. Bitterstoffe halten schlank und helfen uns, schlank zu bleiben. Sie werden damit die wichtigsten Verbündeten des Menschen auf einem lebenslangen Weg der Gesundheit. Noch nie war die Zeit so reif für Bitterstoffe wie heute.

Wie aber kommt ihre Wirkung zustande, und vor allem, wo?

Es ist ein großes und bisher ungeklärtes Geheimnis unseres Körpers, dass einige von uns Bitteres besser schmecken als andere und dass das Immunsystem schneller als bei anderen gestärkt wird. Es gibt also »Super-Bitter-Taster« unter uns! Sie sind auch besser gegen krank machende Bakterien und Viren gewappnet, denn als Gesundheitspolizei sind die Bitterstoffe unverzichtbar. Bittermittel sorgen nicht nur auf der Zunge für eine rasche Immunantwort gegen krank machende Bakterien, sondern lösen auch an speziellen Rezeptoren der Atemwege und Darmschleimhaut einen Verteidigungsmechanismus aus, der Vorteile verschafft. Durch Bitterstoffe stimulierte Flimmerhärchen entfernen die Keime rascher und regen danach die Freisetzung von antibakteriell wirkenden Substanzen an, welche Immunzellen aktivieren.

Zwei Wege der Reizweiterleitung sind bekannt:

- Bitterstoffe lösen einen sensorischen Nervenreiz an den Speicheldrüsen und auf der Zunge aus
- Bitterstoffe wirken über das vegetative Nervensystem (Sympathikus und Parasympathikus).

Bitterstoffe setzen also sensorische Reize und wirken über Rezeptoren auf unterschiedliche Organe. Über diesen Weg kommunizieren sie auch mit dem Gehirn. Bereits an den Darmzotten können sie in das körpereigene Immunsystem eingreifen, das Wachstum abwehrsteigernder Bakterien verbessern und jenes von krank machenden bremsen beziehungsweise blockieren.

Die heimische Küche verwendet Bittergemüse (z.B. Brokkoli) oder Kaltwasserauszüge (Gänseblümchenköpfchen) oder Bittersalate gerne in Wok-Gerichten (z.B. in Tom Kha Gai, die berühmte Hühnersuppe mit Kokosmilch und Galgant).

Wie werden Bitterstoffe verwendet?

Bitterstoffe kommen in der Regel in unterschiedlichen Darreichungen vor:

- Pulverförmige Bittermischungen allein oder in Mischungen
- flüssige Zubereitungen (Tee, alkoholische Auszüge, Bäder etc.).

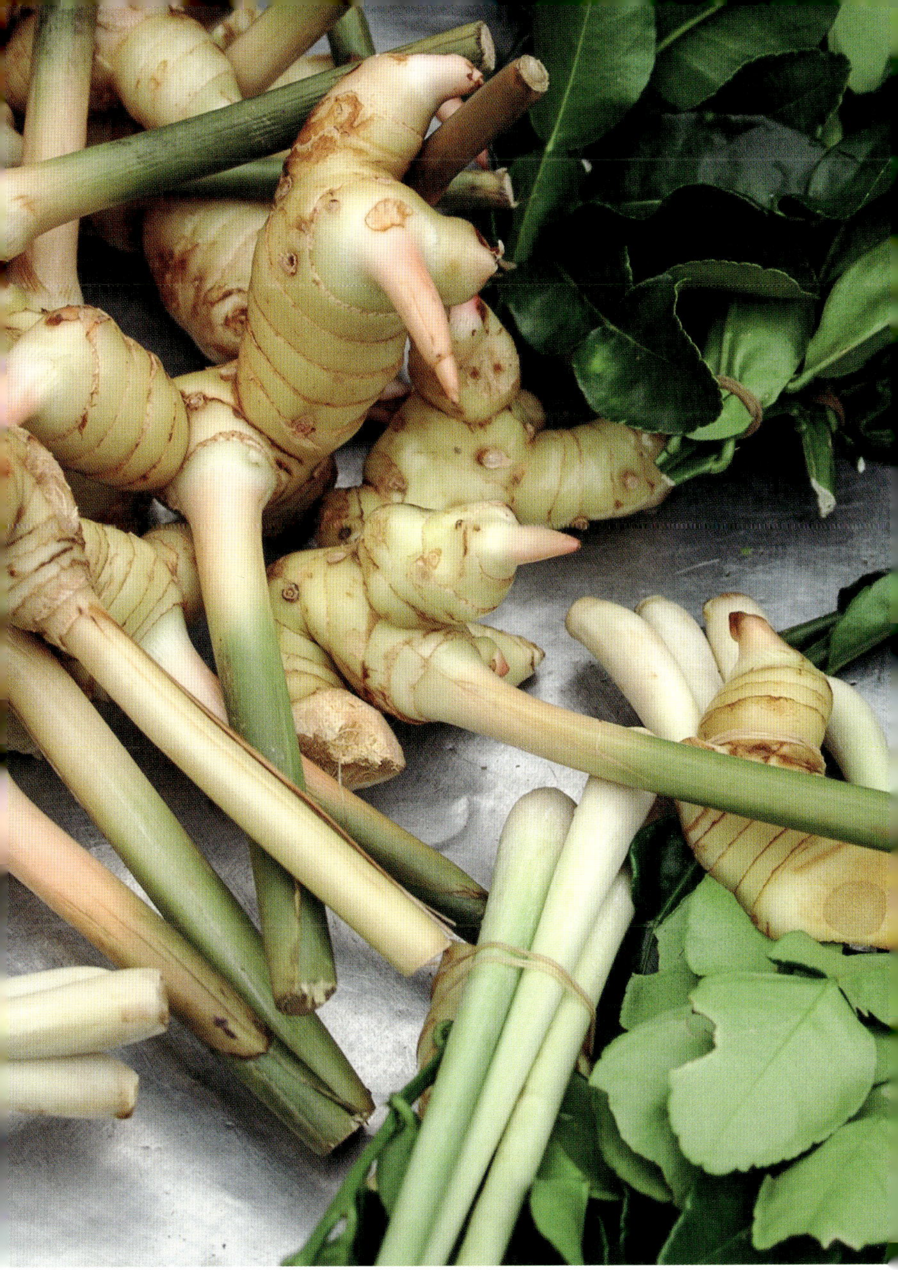

^ Der Galgant, eine bittere Gewürzpflanze für alle Lebenslagen.

In unseren Breiten sind Bitterstoffe fast ausschließlich als alkoholische Zubereitungen bekannt. Der Grund liegt im Wesen der Rohstoffe: Blätter, Rinden, Wurzeln, Blüten und Harze sind meist nicht oder nur schwer in Wasser löslich. Anders die Darreichungsformen in Asien. So kennt die tibetische Medizin pulverförmige Bitterrezepturen, in denen eine große Zahl von bitter schmeckenden Rohstoffen zu Vielstoffgemischen zusammengefügt werden. In der Traditionellen Chinesischen Medizin herrschen Abkochungen vor. Chemisch synthetisierte oder aus Pflanzen extrahierte Einzelstoffe als eigenständige Medikamente sind in asiatischen Medizinformen eher unbekannt, jedoch gängige Tradition in der modernen Pharmazie.

Gemäß der Auffassung tibetischer Ärzte und Pharmakologen kann durch kluges Auswählen der Rohstoffe die gewünschte Hauptwirkung der Rezeptur erreicht werden. Treten dabei jedoch Nebenwirkungen auf, müssen ein oder mehrere Rohstoffe ergänzt werden. Dies geschieht im Hinblick auf die Verstärkung der Hauptwirkung unter Abschwächung der Nebeneffekte. Eine solche Denkweise ist der Pharmazie und Pharmakologie des Westens weitgehend fremd. Jedoch sind erste Ansätze, diese Kombinationsschemata Asiens zu übernehmen, in der kombinatorischen Chemie und pharmazeutischen Heilmittelindustrie erkennbar.

Porträts der wichtigsten Bitterpflanzen

In diesem Kapitel stellen wir Ihnen wichtige Bitterpflanzen vor. Sie können sich so bereits auf den ersten Seiten des Buchs mit den wichtigsten bitteren Heilpflanzen vertraut machen.

Sie erfahren Wissenswertes zu Vorkommen und Standort, der botanischen Einordnung und überlieferten Heilwirkungen. Einiges wird Ihnen aus der Volksmedizin oder aus der Hausapotheke des Elternhauses vielleicht vertraut sein. Viele der Pflanzen, wie etwa die Myrobalanen, sind jedoch Raritäten und nur wenigen Menschen geläufig. Umso wichtiger ist es, eine Gegenüberstellung etwaiger traditioneller und moderner Anwendungen dieser Bitterstoffpflanzen allein oder in Gemischen für den täglichen Gebrauch anzuführen. Nur so können Sie das ganze Wirkspektrum der Naturheilkunde erfahren und diese »Bittere Apotheke Gottes« auch nachhaltig für Ihre Gesundheit nutzen.

Der Laie mag sich fragen, ob es nicht genügt, bitterstoffhaltige Pflanzen einfach vermehrt zu essen. Dazu muss man wissen, dass nur wenige Menschen die nötigen botanischen Kenntnisse besitzen, um Verwechslungen auszuschließen oder Varietäten unterscheiden zu können. Auch sind viele der Pflanzen selten, geschützt oder in Europa nicht verfügbar. Ein Ausweg führt über den Fachhandel oder ausgesuchte Nahrungsergänzungspräparate aus dem Bioladen und aus Spezialdrogerien.

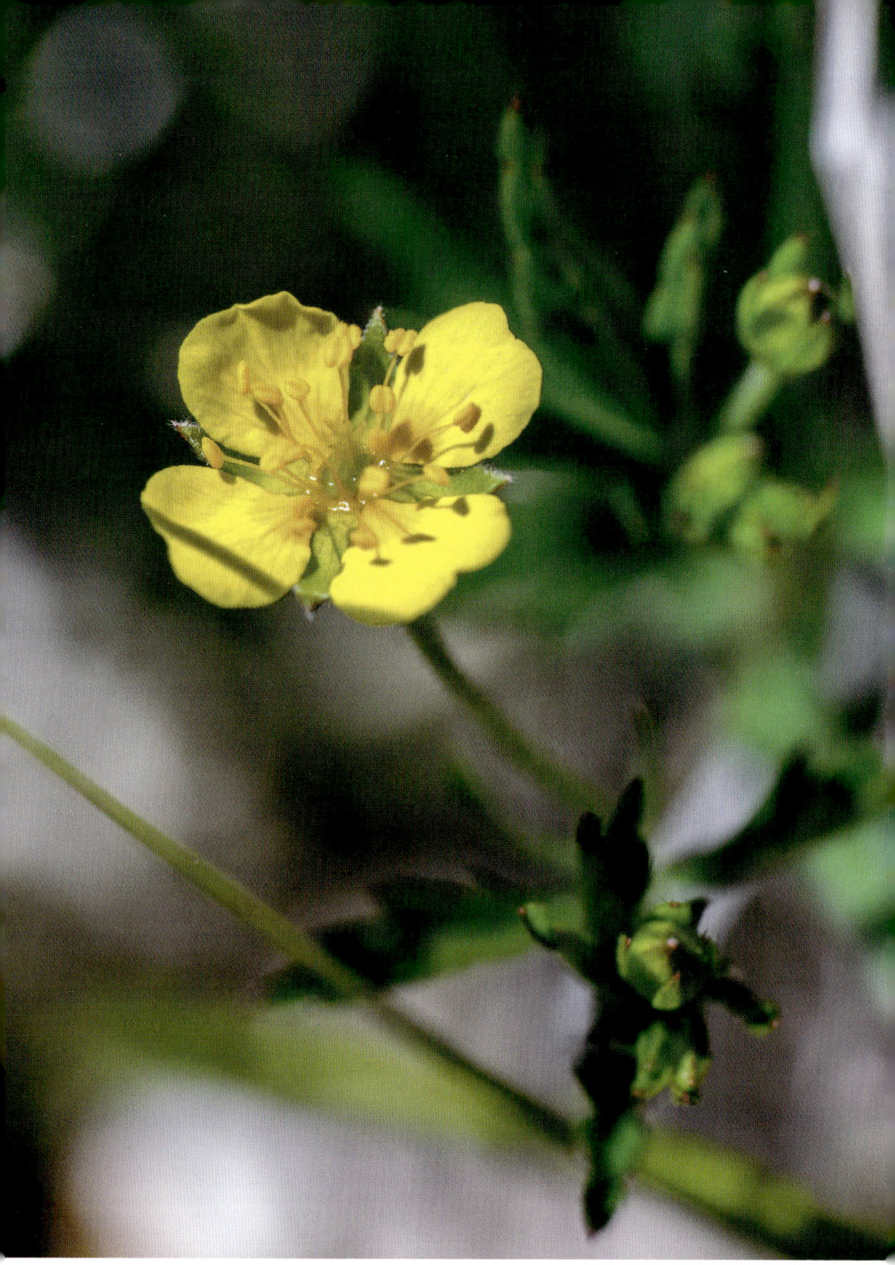

Die Blüte der Blutwurz hat vier auffallend gelbe Kronblätter.

Andorn – der bittere Saft der Ägypter

Botanischer Name: *Marrubium vulgare*

Litt im alten Ägypten jemand unter einer Vergiftung, war diese Pflanze das Gegengift. Der Andorn besaß eine starke mythologische Botschaft als Samen des Horus, Gott des Lichts, und rettete Vergiftete vor dem sicheren Tod. Der hebräische Wortstamm *marrob* deutet auf einen »bitteren Saft« hin. Dieser wurde zum Passahfest zur Körperreinigung getrunken. Er bestand aus einer Bittermischung von Andorn und Artischocke.

Erscheinungsbild

Die krautige Pflanze wird bis zu 60 Zentimeter hoch und ist durch den vierkantigen, behaarten Stängel leicht erkennbar. Die Blätter sind eiförmig und leicht kerbelig gezähnt. Kostet man die Blätter, fällt sofort der leicht bittere Geschmack auf.

Traditionelle Anwendung und Inhaltsstoffe

Traditionell fand der Andorn in der Frauenheilkunde bei Geburtsschmerzen und bei Husten und Erkältungen Verwendung. Eine äußerliche Anwendung, hier als Gurgellösung, weist auf eine lokale antientzündliche Wirkung im Mund- und Rachenraum hin. Aus dem klösterlichen Mittelalter ist der Andorn als schleimlösendes »Brustkraut« bekannt. In weiten Teilen Nordafrikas wurde er zur Regulation des Blutzuckerspiegels verwendet. Störungen im Zuckerhaushalt zeigen sich durch schlechten Atem. Eine klinisch wirksame Verwendung von Andorn bei Diabetikern wurde durch Forschungsergebnisse bestätigt. Wässrige Andornextrakte verringern das freie Cholesterin und senken

Triglyceride und damit den Blutglukosespiegel. Die pharmazeutische Wirkung wird den Diterpenen Marrubin, Premarrubin und Marrubenol zugeschrieben. Darüber hinaus finden sich Gerbstoffe, pflanzliche Harze, Schleimstoffe und ätherische Öle im Andorn.

Ein kleiner Anwendungstipp

Setzen Sie 50 Gramm des Andornkrauts auf einen Liter guten Rotwein an und lassen Sie diesen Medizinalwein in dunkler Flasche zehn Tage lichtgeschützt bei Zimmertemperatur stehen. Sie können dann jeweils einen Esslöffel des abgeseihten Medizinalweins zu den Mahlzeiten trinken. Falls Ihnen der Ansatz zu bitter ist, geben Sie etwas Honig dazu. Die hier beschriebene Zubereitung hilft Ihnen, sanft abzunehmen und rundum gesund zu bleiben.

Angelikawurzel – die Magenwurzel

Botanischer Name: *Angelica archangelica*

Die Angelikawurzel wird auch Engelwurz genannt. Sie ist seit Urzeiten eine echte Magen- und Verdauungswurzel. Sie fördert die Bildung von Magen- und Gallensäuren und aktiviert zahlreiche Enzyme der Bauchspeicheldrüse. Dadurch bringt sie die Verdauung wieder in Schwung.

Erscheinungsbild

Die kräftige, bis zu 2,50 Meter hoch wachsende Staude findet man in den nördlichen Teilen Europas und Asiens. In Mitteleuropa wurde sie erst ab dem 14. Jahrhundert bekannt.

Traditionelle Anwendung und Inhaltsstoffe

Die in der Angelikawurzel enthaltenen Bitterstoffe (Terpene mit β-Phellandren, α-Phellandren und α-Pinen) und ätherische Öle lindern Magen-Darm-Beschwerden. Auch Völlegefühl, Blähungen und Appetitlosigkeit sind rasch vertrieben. Daneben wirkt die Angelikawurzel krampflösend. Für diese Wirkung sind wahrscheinlich die sogenannten Furanocumarine verantwortlich. Diese sekundären Pflanzenstoffe entspannen die glatte Muskulatur des Magen-Darm-Trakts.

Ein kleiner Anwendungstipp

Am besten bereitet man einen Tee. Dazu wird ein halber Teelöffel Angelikawurzel (rund 1,5 Gramm) mit 150 Milliliter kaltem Wasser angesetzt und anschließend mit siedendem Wasser übergossen und nach 10 Minuten abgeseiht. Trinken Sie eine Tasse des Tees eine halbe Stunde vor den Mahlzeiten.

Artischocke – Heilgemüse des Mittelmeers

Botanischer Name: *Cynara scolymus*

Die Artischocke war in Ägypten bereits vor Christi Geburt als herausragende Bitterpflanze bekannt. Über italienische Klostergärten gelangte diese Bitterdelikatesse zu uns nach Europa. Auf unserem Esstisch taucht sie erst seit einigen Jahrzehnten verstärkt auf. Im Mittelmeerraum ist sie ein beliebtes Gemüse, es gibt unzählige kulinarische Zubereitungen mit gutem Olivenöl. Starköche haben die Artischocke schon seit geraumer Zeit im Fokus. Das arabische Wort *ari-schauki,* von dem sich »Artischocke«

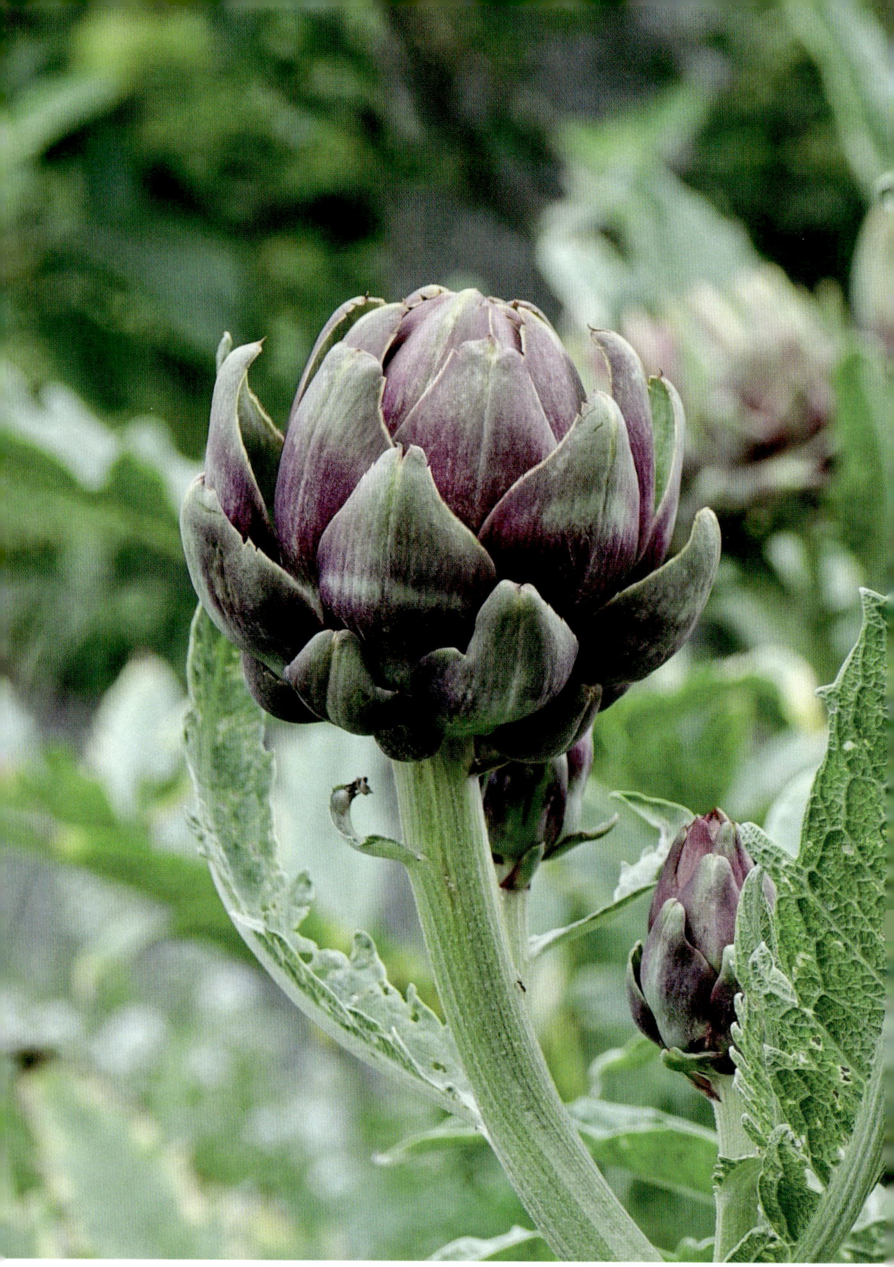

^ Artischocke – das Heilgemüse des Mittelmeers.

ableitet, bedeutet übersetzt »Erddorn« und verweist auf die kratzige Distelform.

Erscheinungsbild

Das distelartige Gewächs aus der Familie der Korbblütler kann bis zu 1,5 oder gar 2 Meter hoch wachsen. Man erntet die Blütenköpfe mit fleischigem Blütenboden und entfernt die bitterherb schmeckenden und meist holzigen Hüllkelchblätter, um sie gesondert zu verwenden.

Traditionelle Anwendung und Inhaltsstoffe

Die Artischocke wird auch als »Heilgemüse des Mittelmeerraums« bezeichnet und hat eine lang überlieferte Küchentradition. Als essbare Teile werden der Blütenboden und die etwas weicheren Hüllkelchblätter verwendet.

Arzneilich nutzt man vor allem die grünen fleischig-fasrigen Rosettenblätter, aus denen man ein wässriges Extrakt zubereitet. Die pharmazeutische Wirkung wird den zahlreichen Flavonoiden und pflanzlichen Bitterstoffen in den Blättern zugeschrieben, dem Cynaropikrin und dem Cynarin. Cynarin und andere Caffeoylchinasäuren sowie Chlorogensäure sind für die Funktionssteigerung des Leber-Galle-Systems verantwortlich. Der Bitterwert von Cynaropikrin liegt auf der Bitterwerttabelle bei 11 500. Aus der Sicht tibetischer Ärzte verfügt die Artischocke über die hervorragende Eigenschaft, die sogenannte Leberhitze zu kühlen. Da depressive Verstimmungen in der tibetischen Medizin eine überhitzte Leber anzeigen, sind Artischockenzubereitungen das Mittel der Wahl. Moderne Wirksamkeitsbeschreibungen sprechen von der Linderung »dyspeptischer« Symptome wie Übelkeit, Durchfall, Erbrechen sowie saurem Aufstoßen.

Die Artischocke besitzt auch »choleretische« Wirkungen, das heißt, sie regt den Gallenfluss an. Die erhöhte Gallensäureproduktion verbessert die Verdauungsaktivität und nimmt positiven Einfluss auf die Peristaltik des Darms. Menschen mit Burnout leiden übrigens häufig an Verstopfung, die ein untrügliches Zeichen für Überforderung, Nicht-loslassen-Können und Stress ist.

Die Effekte der Artischocke auf den Körper sind wissenschaftlich belegt. Bereits 30 Minuten nach Einnahme eines Artischockenpräparats kann eine ausgeprägte Gallenfunktion beobachtet werden. Diese kann bis zu drei Stunden anhalten. Artischockenblätterextrakte haben zusätzlich lipidsenkende Eigenschaften und werden zur milden Behandlung bei erhöhtem Gesamtcholesterinspiegel eingesetzt. Eine Senkung des Blutcholesterinspiegels bedeutet eine Verringerung des kardiovaskulären Risikos und dient dem Schutz der Gefäße und des Herzens. Der Wirkstoff, der das kann, ist das Flavonoid Luteolin. Suchen Sie Ersatz für chemische Cholesterinblocker (Statine), können Sie auf die Artischocke zurückgreifen.

Ein kleiner Anwendungstipp

Bei einer mild verlaufenden und ärztlich abgeklärten Gallenblasenstörung können Sie eine Trinkkur mit einem alkoholischen Auszug machen. Dazu trinken Sie mehrmals täglich einen frisch gepressten Artischocken-Presssaft oder verwenden einen aus dem Reformhaus. Das frische Artischockengemüse ist wegen der zahlreichen Anbauregionen in Europa vom Frühling bis zum späten Herbst in guten Fachgeschäften oder einer Markthalle erhältlich. Getrocknete Artischocken werden in Reformhäusern, Fachdrogerien und Apotheken abgegeben. Machen Sie diese vorgeschlagene Kur so lange, bis eine Besserung eintritt. Nach unserer Erfahrung sind alkoholische Auszüge einfacher in der Handhabung. Hier reichen drei bis vier Trinktropfen einer alkoholischen Zubereitung einer Artischockentinktur auf einen Liter Wasser als Powerdrink.

Benediktenkraut – die Basis bitterer Liköre

Botanischer Name: *Carduus benedictus* oder *Cnicus benedictus*

In der mittelalterlichen Klostertradition war das Benediktenkraut die Basis vieler Bitterliköre. Es lässt sich aus dem Namen ableiten, dass der heilige Benedikt von Nursia mit diesem Bitterkraut in Berührung kam. Der Überlieferung nach war er es, der den Anbau von Benediktenkraut in den Klostergärten empfohlen hat.

Erscheinungsbild

Das distelartige, stark stechende Kraut erreicht eine Höhe von etwa 50 Zentimetern und liebt sonnige Hänge und Raine. Es gehört zur Familie der Korbblütler. Das Benediktenkraut ist leicht am harten, fünfkantigen gestreiften Stängel erkennbar. Die Blätter sind etwas gezähnt, behaart und haben eine stachelige Spitze.

Traditionelle Anwendung und Inhaltsstoffe

Auszüge aus dem Benediktenkraut (z.B. Fertigarzneien aus der Apotheke oder dem Reformhaus) oder selbst zubereitet sind die Basis vieler Kräuterliköre und Appetitweine für die Verdauung.

Im Teegemisch mit Eberraute, Schafgarbe und Wegwarte wird Benediktenkraut von Ärztin, Arzt, Heilpraktikerin, Heilpraktiker oder ausgebildeter Kräuterdoktorin, ausgebildetem Kräuterdoktor bei Appetitlosigkeit und Essstörungen verordnet. Durch das Benediktenkraut kommt es zu einer Anregung des Speichelflusses und der Magensaftsekretion. Das Benediktenkraut ergänzt die Wirkung der Artischocke und regt den Gallenfluss milde an. Das Benediktenkraut wirkt nervenstärkend und eignet sich hervorragend zur Behandlung von Müdigkeitsstörungen und Burnout. Das fiebersenkende und leicht antibiotisch wirkende Benediktenkraut ist ein hervorragendes Adaptogen (Unterstützer des Immunsystems). Es gibt sogar Wirksamkeitshinweise bei Herpesviren.

Inhaltsstoffe des Benediktenkrautes fördern überdies die Entgiftung der Leber, leiten Harnsäure aus und sind so auch ein wichtiges pflanzliches Hilfsmittel bei Gicht und Rheuma. Neben Bitterstoffen (Cnicin) enthält das Benediktenkraut wertvolle ätherische Öle und Gerbstoffe. Der Bitterwert des Benediktenkrautes liegt bei 1800 Bittereinheiten.

Bittermelone – Frucht der Diabetiker

Botanischer Name: *Momordica charantia*

Die Bittermelone gehört zur Familie der Kürbisgewächse (Curcubitaceae). Ursprünglich war diese Kletterpflanze in China und Indien beheimatet. Sie wird auch »Bittergurke«, »Balsambirne« oder »Bittere Springgurke« genannt. In Japan ist sie unter dem Namen »Goya« bekannt, in Indien als »Kerala«.

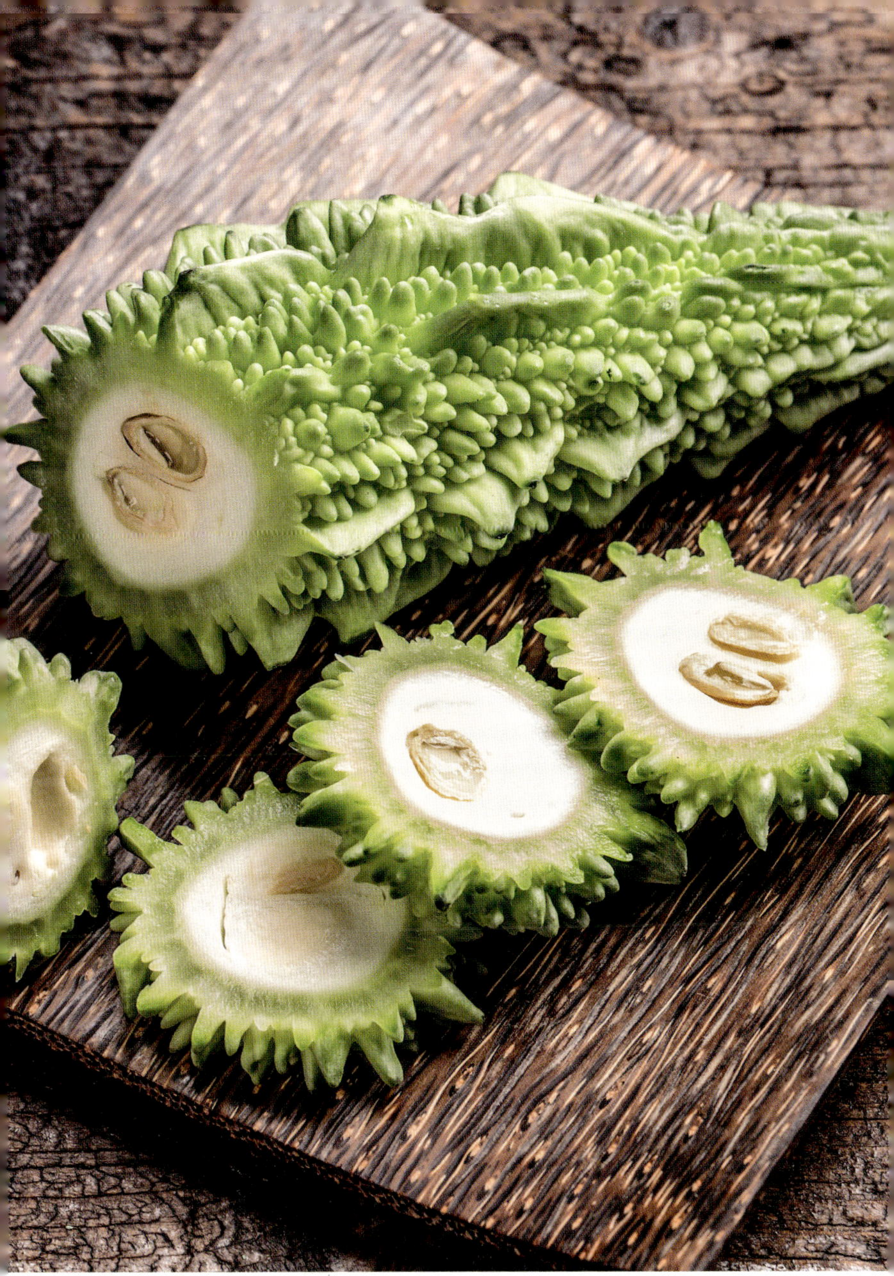

^ Die Bittermelone – der Blutzuckersenker.

Erscheinungsbild

Die Bittermelone besitzt eine gelbe Blüte und gurkenähnliche Früchte. Als Bittergemüse ist sie besonders in Asien beliebt. Man findet sie aber auch in Afrika, Asien, Südamerika und in der Karibik auf dem Speiseteller.

Traditionelle Anwendung und Inhaltsstoffe

Die Droge enthält ein Phytosterolin (Charantin) sowie insulinähnliche Polypeptide. Daneben gibt es Proteine mit antiviralen Eigenschaften wie das Momordica-Antiprotein (MAP 30) und Inhaltsstoffe, die die Proteinsynthese beeinflussen. Daneben finden sich Glykoproteine und in Spuren Alkaloide und Saponine. Die Bittermelone ist reich an Kalzium, Karotin, Riboflavin und Vitamin C.

Die Bitterstofftannine der Bittermelone zeigen eine sehr gute Wundheilungskraft. Auszüge aus der Bittermelone stoppen Blutungen und fördern den raschen Wundverschluss und das Abheilen großflächiger Wunden. Gemeinsam mit den Myrobalanen *Terminalia chebula* und *Emblica officinalis* und der Blutwurz ist die Bittermelone daher das Mittel der Wahl bei Wundheilungsstörungen.

Blutwurz – heiles Blut, gute Abwehrkraft

Botanischer Name: *Potentilla erecta*

Die Blutwurz hat jahrhundertelang als das Gegenmittel bei Vergiftungen gegolten. Sie gehört zu den Rosengewächsen (Rosaceae).

Erscheinungsbild

Die Blutwurz wächst bevorzugt auf sauren, meist moorigen Böden Mittel- und Nordeuropas. Man kann sie gut an den fünfzähligen Blättern und den vier gelben Kronblättern erkennen, die einem kräftigen, walzenförmigen Wurzelstück entspringen. Der lateinische Begriff *erecta* weist auf den aufrechten Habitus hin.

Traditionelle Anwendung und Inhaltsstoffe

Zur Zeit der Pest im 14. Jahrhundert kam der Pflanze eine große Bedeutung bei der Blutreinigung zu. Aufgrund der roten Farbe schloss man auf das Indikationsgebiet Bluterkrankungen. Die Blutwurz wurde als Gegenmittel bei Vergiftungen, zur besagten Blutreinigung und zur Behandlung von blutigen Durchfallerkrankungen verwendet. Zur Blutwurz oder Tormentillwurz gibt es eine Positivmonografie der Kommission E (Phytotherapie).

Die Blutwurz enthält bis zu 22 % wertvolle Gerbstoffe. Sie ist damit die gerbstoffreichste Pflanze unserer Breiten. Daneben finden sich Kaempferol, Phenolcarbonsäuren (Gallussäure, Kaffeesäure), Triterpene (Urosolsäure, Tormentosid) und saponinähnliche Substanzen. Bei den Gerbstoffen überwiegen die kondensierten Gerbstoffe (Catechin, Procyanidine). Blutwurz hilft gut bei chronischen Entzündungserkrankungen im Mundraum.

Eberraute – Alleskönner für Lunge und Blase

Botanischer Name: *Artemisia abrotanum*

Die Eberraute ist eine Pflanzenart aus der Gattung Artemisia (Korbblütler Asteraceae) und eng mit dem Beifuß (*Artemisia vul-*

garis), dem Wermut (*Artemisia absinthium*) und dem Estragon (*Artemisia dracunculus*) verwandt.

Erscheinungsbild

Die Eberraute stammt ursprünglich aus Vorderasien, fand aber rasch ihren Weg nach Südeuropa. Sie gedeiht am besten auf kalkhaltigen und humusreichen Böden an einem sonnigen und windgeschützten Ort. Einzigartig sind die Blätter der Zierpflanze Eberraute/Cola-Strauch, denn sie verströmen einen unnachahmlichen, fruchtigen Duft nach Cola.

Traditionelle Anwendung

Seit der Antike gilt die Eberraute als Heilpflanze und fehlte in keinem Klostergarten. In der Pflanzenmythologie ging ihr der Ruf voraus, eine Zauberpflanze zu sein. Mit Eberraute unter dem Kopfkissen sagte man, ist ruhiger Schlaf gewiss.

Verliebte reichten die Eberraute statt Blumen und verbanden damit einen Heil- und Liebeszauber. Auch als Küchenkraut und Verdauungsförderer, speziell nach fetten Speisen, wurde die Eberraute im 19. Jahrhundert geschätzt. Heute verwendet man die Eberraute zur Stärkung der Verdauungsorgane, bei Husten und Bronchitis, aber auch bei Blasen- und Nierenschwäche sowie zur Verbesserung schwacher Menstruation.

Gelber Enzian – jetzt wird es bitter

Botanischer Name: *Gentiana lutea*

Die Enzianwurzel hat es in sich. Mit einem errechneten Bitterwert von 150 000 entfacht die Enzianwurzel ein wahres

Feuerwerk der Bitterkraft. Bereits in alten Kräuterbüchern des Mittelalters ist die Enzianwurzel beschrieben. So findet man eine Abhandlung darüber im mittelalterlichen Kräuterbüchlein von Hieronymus Bock (1577).

Erscheinungsbild

Wir beschränken uns hier auf die Beschreibung des Gelben Enzians *(Gentiana lutea)*. Dieser ist eine großwüchsige, kräftige und ausdauernde Pflanze in alpinen Hochlagen mit einer Wuchshöhe von bis zu 150 Zentimeter. Gelber Enzian bildet ein kräftiges Rhizom aus. Wer an diesen Wurzelstock möchte, braucht gutes Werkzeug. So kann die Hauptwurzel Armdicke und eine Länge von einem Meter erreichen. Die Ernte ist also Schwerstarbeit.

Die oberirdischen Pflanzenteile glänzen. Der Grund liegt in der haarigen Oberfläche, einem natürlichen Kälteschutz. Anfangs wird eine grundständige Blattrosette gebildet. Die dann kreuzförmig angeordneten Blätter können bis zu 30 Zentimeter lang und bis zu 15 Zentimeter breit werden. Die Blüten sind fünfzählig. Die fünf Kronblätter sind an ihrer Basis verwachsen und goldgelb. Die Samen wiegen nur etwa 0,001 Gramm und werden durch den Wind leicht verbreitet. Jede Pflanze erzeugt etwa 10 000 Samen. Eine beachtliche Menge, aber eine lebenswichtige Antwort der Natur auf einen extremen Standort.

Traditionelle Anwendung und Inhaltsstoffe

Der Gelbe Enzian ist das bekannteste Allheilmittel der Alpen. Aber bereits im antiken Griechenland war diese Pflanze das Mittel der Wahl bei Schlangenbissen und Leberleiden. Im Mittelalter durfte eine Komponente in der berühmten Bittertinktur »Tinctura amara« nie fehlen: der Gelbe Enzian.

Die Substanzen darin mit der höchsten Bitterwirkung nennt man Gentiopicrin, gefolgt von Amarogentin. Aufgrund dieser enormen Bitterkraft gehört der Gelbe Enzian zu den *Amara purica* und ist ein allgemeines Stärkungsmittel für den ganzen Körper. Die entsprechenden Anwendungen unterstreichen die jahrhundertealte Tradition der Verwendung von Herb- und Bitterstoffen als Universal- und Hausmittel in den Alpen.

Galgant – eine bittere Gewürzpflanze für alle Lebenslagen

Botanischer Name: *Alpinia officinarum*

Wer die asiatische Küche Myanmars, Thailands, Indonesiens oder Vietnams liebt, kennt den Galgant gut. Er ist dem Ingwer im Geschmack sehr ähnlich und passt hervorragend in die asiatische Küche. Dort ist der Galgant unverzichtbar als Suppengewürz. In Europa ist er hingegen fast unbekannt.

Er gehört in die Familie der Ingwergewächse (Zingiberaceae). Der lateinische Name verleitet zu glauben, der Galgant käme aus den Alpen, das ist jedoch nicht so. Die Namensgebung geht zurück auf den bedeutenden italienischen Botaniker des 16. und 17. Jahrhunderts Prospero Alpini.

Erscheinungsbild

Der echte Galgant ist krautig, sehr ausdauernd und erreicht eine Wuchshöhe von bis zu 1,80 Meter. Die traubenähnlichen Blütenstände mit den kleinen Hochblättern sind hübsch anzusehen. Die rote Kapselfrucht kann bis zu zehn Millimeter stark werden und fruchtet von Ende Mai bis Mitte November.

Traditionelle Anwendung und Inhaltsstoffe

In allen großen asiatischen Naturmedizinen spielt der Galgant eine bedeutende Rolle. In Asien wird er aufgrund seiner sanften Impulslenkung bei psychischen Störungen und milden Sexualstörungen besonders geschätzt.

Die klassischen Anwendungsgebiete sind Verdauungsbeschwerden, Reise- und Seekrankheit, Menstruationsbeschwerden, aber auch Beschwerden des Herzens und die Nachbehandlung von Infarkten. In verschiedenen Darreichungen von Tee bis hin zu Flüssigpräparaten ist der Galgant in Drogerien und Apotheken erhältlich. Es steht ausschließlich die getrocknete und zerkleinerte Wurzelknolle in Verwendung. Als Bitterstoffe wurden Gingerolen und Galangole isoliert. Daneben finden sich verschiedene Flavonoide und Gerbstoffe im Galgant.

Auch in der asiatischen Tumormedizin findet Galgant Verwendung. Hier besonders zur Abschwächung von zytotoxischen Nebenwirkungen einer Chemotherapie. In der bedeutenden Zeitschrift »Journal of Biochemistry« ist im Sommer 2012 ein viel beachteter Artikel zur Galgantwirkung bei Melanomen erschienen. Besonders das aktive Flavonoid Galangin scheint demnach einen starken Hemmeffekt auf das Wachstum von Melanomzellen auszuüben.

Gelbwurz – vom Gurgelwasser zum Antikrebsmittel

Botanischer Name: *Curcuma longa*

Die Gelbwurz ist in der indischen Heiltradition als eine von wenigen Heilpflanzen mit dem Attribut »heilig« ausgestattet

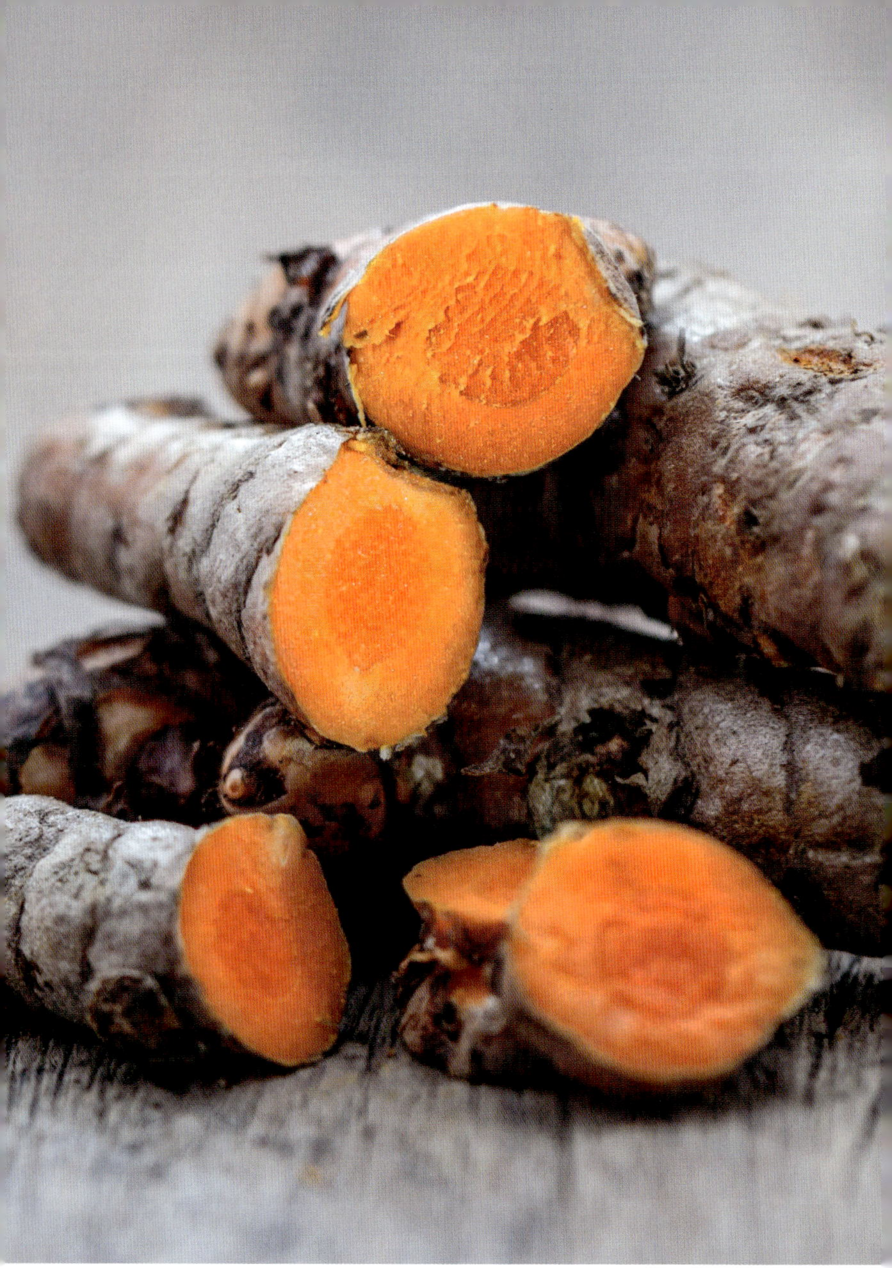

^ Kurkuma – natürliche Waffe bei hohem Cholesterin.

und genießt eine hohe spirituelle Verehrung, auch in Jamu, der Volksmedizin Indonesiens. Sie wird auch Gelber Ingwer oder Gilbwurz genannt. Auch die Bezeichnung Kurkuma ist häufig anzutreffen. Die Pflanze stammt aus Südostasien und gehört in die Familie der Ingwergewächse (Zingiberaceae). Die Gelbwurz wird als Heilpflanze kultiviert.

Erscheinungsbild

Die Gelbwurz ist eine sehr kräftige und ausdauernde krautige Pflanze. Sie erreicht nicht selten eine Wuchshöhe von bis zu einem Meter. Gräbt man die Wurzel aus, findet man ein stark verzweigtes, gelbes bis orangenes zylindrisches Rhizom. An dessen Enden kommt es zur Knollenbildung. Die unbehaarten Blätter sind 20 bis 45 Zentimeter lang. Die eiförmigen, etwas elliptischen Blattspreiten weisen eine Länge von bis zu einem Meter auf. Der Fruchtknoten trägt eine pelzige Behaarung.

Traditionelle Anwendung und Inhaltsstoffe

Die Gelbwurz hat als Bestandteil im Currygewürz Weltruhm erlangt. Als »indischer Safran« ersetzt die Gelbwurz zudem häufig den teuren echten Safran. Wild wachsend findet man sie in Indonesien. Als Kulturpflanze wird die Gelbwurz in allen tropischen Teilen Asiens und Afrikas angebaut. Naturheilkundlich nutzt man das knollige Rhizom. Es enthält ätherische Öle (bis zu 5% Tumeron), Curcuminoide (3–5%) sowie Bitterstoffe und Harz. Unterstützt durch zahlreiche Publikationen zur traditionellen Verwendung bei Verdauungs- und Leberbeschwerden und zur Senkung des Cholesterinspiegels, gewinnt die Gelbwurz immer mehr an Bedeutung in der begleitenden Krebsbehandlung.

In der traditionellen naturheilkundlichen Anwendung nimmt man Curcumin zur Linderung von saurem Aufstoßen und Reflux. Curcumin regt den Gallenfluss an und stimuliert die Gallenblasenmuskulatur. Kurkumaextrakte entgiften gemeinsam mit Myrobalanen die Leber und senken zu hohe Blutfettgehalte.

Ein kleiner Anwendungstipp

Es wäre zwar vermessen zu glauben, mit der Gelbwurz könnte man Krebs heilen. Es ist jedoch wichtig, die gesunden Organe und Körperteile des Krebskranken vor einem weiteren Angriff zu schützen und die Entgiftung zu unterstützen. Dieser Schutzfunktion kommt die Gelbwurz in unvergleichlicher Art und Weise nach. Sie können sich einen Tee aus der Knolle zubereiten.

Granatapfel – Apfel der ganz anderen Art

Botanischer Name: *Punica granatum*

Der Granatapfelbaum ist als Kultur- und Kultpflanze im ganzen Mittelmeerraum bekannt. Die Verbreitungszone reicht bis nach Südtirol.

Erscheinungsbild

Er gehört zur Familie der Punicaceae. Der Baum kann eine Höhe von 6 Metern erreichen. Die Äste tragen Dornen und die typischen roten und runden Früchte mit der ledrigen Schale. Das Fruchtfleisch ist rötlich und trägt viele harte Samen. Die Samen zeichnen sich durch einen hohen Gehalt an bioaktiven Stoffen aus.

Traditionelle Anwendung und Inhaltsstoffe

Der Granatapfel, beziehungsweise seine Samen, ist reich an Flavonoiden (Anthocyane, Quercetin), Ellagitanninen (Punicalagin), Phenolsäuren (Ellagsäure, Gallussäure), Kalium, Kalzium, Eisen und Vitamin C. Klinische Studien haben gezeigt, dass Polyphenole aus den Samen Prostatakrebs bekämpfen helfen. Krebskranke Männer, welche den Saft aus fermentierten Granatapfelsamen getrunken hatten, konnten die Freisetzung des Tumormarkers PSA (prostataspezifisches Antigen) viermal länger konstant halten als die Kontrollgruppe. Von besonderer Bedeutung ist der Umstand, dass das Ellagitannin des Granatapfelsamens im Körper in Ellagsäure umgebaut wird. Diese ist ein natürlicher Aromatasehemmstoff. Das Enzym Aromatase überführt das Hormon Androgen in Östrogen. Damit kommt es zu einer Normalisierung des zu hohen Östrogenspiegels. Die Östrogendominanz (in der Menopause) steht im Verdacht, die Brust- und Prostatakarzinombildung zu fördern. Der Granatapfel bremst diese Entwicklung und unterbricht damit die Karzinombildung. Gemeinsam mit Catechinen des Grüntees, die ebenfalls Aromatasehemmeffekte besitzen, unterstützen Granatapfelsamen die Gesundheit der Frau und des Mannes bis ins hohe Alter.

Ein kleiner Anwendungstipp

Bereiten Sie sich einen Tee aus den Samen zu. Entfernen Sie dazu die Samen aus mindestens zwei Granatäpfeln. Übergießen Sie sie langsam mit abgekochtem, aber nicht zu heißem Wasser. Trinken Sie diese Abkochung täglich mehrmals schluckweise. Noch wirkungsvoller wäre, mit einem Entsafter einen guten Frischsaft zu pressen. Auch Fertigpräparate aus dem Reformhaus unterstützen Ihre Gesundheit.

Grüntee – begnadeter Alleskönner

Botanischer Name: *Camellia sinensis*

Erscheinungsbild

Die Heimat des Teestrauches (Familia Theaceae) liegt wahrscheinlich in West-Yunnan (China). Darüber hinaus kultiviert man Teesträucher in Assam, Sri Lanka und Südostasien (Vietnam, Südchina). Der Strauch kann bis zu 15 Meter hoch werden, hat wechselständige, glänzende Blätter und weiße Blüten. Durch Fermentation kann aus dem ursprünglich grünen Teeblatt (dieser wird nicht fermentiert) Schwarztee oder halbfermentierter Oolongtee erzeugt werden. Weißer Tee ist etwa zu 2% anfermentierter Grüntee. Schwarzer Tee unterscheidet sich von grünem Tee nicht nur in der Farbe, sondern auch im Geschmack und in den Inhaltsstoffen.

Traditionelle Anwendung und Inhaltsstoffe

Als Getränk wird Grüntee seit dem 6. Jahrhundert n. Chr. zubereitet, er schmeckt bitter und wirkt adstringierend. Die Inhaltsstoffe des Teeblatts reichen von Gerbstoffen über Theobromin (Alkaloid, Methylxanthin-Derivat), Theophyllin, Koffein, Galloylcatechin und Catechin (polyphenolische Pflanzenmetabolite) zu Flavonoiden (Leicoanthocyanidine, Anthocyanidine), Flavonen und Flavonolen (Glykoside des Quercetins und Kaempferol). Ferner finden sich Kaffeesäurederivate (Chlorogensäure, Theogallin) und Theanin (Ethylamid der Glutaminsäure) in diesem Kraut. Theanin kann die krampflösende Wirkung von Koffein aufheben. Außerdem finden sich Triterpensaponine vom Oleanantyp sowie flüchtige Aromastoffe, Fluoride und B-Vitamine.

Besonders die hydrierten Flavone (Anthocyanide) der Catechine sind pharmakologisch interessant geworden. Epicatechine zeigen Wirkung auf das Wachstum von Krebszellen. Epigallocatechin-3-gallat beispielsweise hemmt die Invasion von Tumorzellen und stimuliert den programmierten Zelltod (Apoptose).

Zudem zeigt Grüntee positive Wirkungen bei Hirnschlag, Herzinfarkt und Diabetes. Grünteeextrakte hemmen Nitrosylierungsreaktionen und schützen Makrophagen und Erythrozyten vor Xenobiotika (beispielsweise Asbest). Im Grünteeextrakt enthaltene Polyphenole hemmen das Enzym α-Amylase im Darm und senken den Insulinspiegel. Koffein wirkt antagonistisch auf Adenosin-Rezeptoren und führt so zu einer Freisetzung der Neurotransmitter Dopamin, GABA und Serotonin. Es kommt zu einer Stimulation des zentralen Nervensystems, dies verbessert die Konzentrations- und Lernfähigkeit.

Löwenzahn – Gallenelixier der Hildegard von Bingen

Botanischer Name: *Taraxacum officinale*

Keine Bitterpflanze hat eine so breite Verwendung in der Volksmedizin gefunden wie der Löwenzahn, und dennoch beachten wir diese kleine Wunderpflanze selten.

Erscheinungsbild

Geht man über eine Blumenwiese, begrüßt einen häufig eine liebliche, gelbe Blume mit einem buschigen Blütenkopf. Entlässt der Stängel, wenn man ihn abbricht, einen weißen Milchsaft, ist es der Löwenzahn. Er wird seit alters her in der Küche beispielsweise als Löwenzahnpüree oder für die Gemüsebrühe verwendet und ist als hervorragendes Bitterkraut der europäischen Volksmedizin berühmt. Er gehört zur Familie der Asteracea (Korbblütler) und ist bereits seit dem Mittelalter als Impulspflanze im Medizinverständnis von Hildegard von Bingen bekannt.

Als mehrjährige Rosettenpflanze mit tief eingeschnittenen, gezähnten Blättern und fleischiger Pfahlwurzel erfreut er uns mit seinen gelben Blüten bereits im Spätfrühling auf unseren Feldern und Wiesen. Die charakteristischen Blüten stehen einzeln auf hohlen Stängeln. Die kleinen, braunen Früchte werden mithilfe ihrer Flugvorrichtung (kleiner Fallschirm) durch den Wind verbreitet.

Taraxacum stellt einen formenreichen Artkomplex dar. Die Namensgebung ist wahrscheinlich auf eine Verballhornung des französischen »dent de lion« – ein Hinweis auf die scharfen Zähne an den Blättern – zurückzuführen. Bereits von außen ist über die gelbe Blütenfarbe der hohe Gehalt an Flavonoiden sichtbar, daneben herrschen Bitterstoffe vor.

Traditionelle Anwendung und Inhaltsstoffe

Wenn es um die Lebergesundheit geht, steht der Löwenzahn auf der Liste der Heilpflanzen ganz oben. Sesquiterpenlactone (Taraxacin) sind seine wichtigsten Bitterstoffe. Taraxacin findet sich in fast allen Pflanzenteilen vom oberirdischen Kraut bis in die Wurzel. Ferner besitzt der Löwenzahn Phenolcarbonsäurederivate, Triterpene und hohe Kaliumkonzentrationen (bis zu 4,5 %). Im Herbst ist zudem Inulin angereichert.

Die Bitterstoffe fördern allgemein die Sekretion der Verdauungsdrüsen, reinigen die Leber und die Niere. Für die harntreibende Wirkung werden die hohen Kaliumwerte verantwortlich gemacht. Anwendung in der Volksmedizin findet der Löwenzahn bei Appetitmangel, Verdauungsbeschwerden mit Völlegefühl und Blähungen, bei Störungen im Bereich des Gallenabflusses und zur Anregung der Harnausscheidung bei entzündlichen Erkrankungen und Steinbildung. Gemeinsam mit der Blutwurz ist der Löwenzahn ein echter Weltmeister in der Blutreinigung.

Ein kleiner Anwendungstipp

Geht man mit den Jahreszeiten und wünscht sich im Frühjahr eine gute Leberreinigungskur, ist der Presssaft des Löwenzahns oder ein Salat aus den jungen Blättern genau das Richtige. Der Salat schmeckt herb und mild bitter, kann gut mit Magnolienkernen und gutem Olivenöl oder auch steirischem Kernöl zubereitet werden. Dieser Salat ist eine wahre Vitaminbombe, stärkt die Abwehrkräfte und holt den Körper aus dem Winterschlaf. Die milde Entschlackung reinigt und gibt Kraft für die kommenden Monate des Jahres.

Mariendistel – der Leberschützer

Botanischer Name: *Silybum marianum*

Erscheinungsbild

Die im mediterranen Raum und Vorderen Orient beheimatete Mariendistel ist ein krautiger, bis über 2 Meter hoher, in Mitteleuropa meist nicht winterharter Vertreter der Korbblütler. Als Arzneipflanze ist die Mariendistel schon seit dem Altertum bekannt. Seit dem 19.Jahrhundert konzentriert sich die medizinische Verwendung auf Zubereitungen der »Samen« (Früchte) bei Leber- und Gallenleiden. In Österreich stellt Mariendistel eine der drei wichtigsten, großflächig kultivierten Arzneipflanzen dar.

Traditionelle Anwendung und Inhaltsstoffe

Die Mariendistel ist eine der bekanntesten Bitterpflanzen weltweit. Die Inhaltsstoffe der Früchte der Mariendistel sind schon sehr gut untersucht. Für die Wirksamkeit ist das in der Fruchtwand lokalisierte Gemisch an Flavonolignanen, welches als Silymarin bezeichnet wird, von besonderer Bedeutung. Das Europäische Arzneibuch fordert für Mariendistelfrüchte einen Gehalt von mindestens 1,5 % Silymarin. Der Wirkstoff besitzt eine leberschützende Wirkung. Silibinin (die pharmakologisch aktive Substanz des Silymarin) interagiert mit spezifischen Leber-Transportproteinen, wodurch Giftstoffe wie α-Amanitin und Phallaoidin nicht mehr in die Zelle eindringen können. Es konnten auch antioxidative und antiinflammatorische Effekte nachgewiesen werden. Silymarin kann sowohl die DNA als auch die Lipid- und Proteinoxidation unterbinden und damit Zellschäden verhindern. Außerdem fördert Silymarin über eine Stimulierung der Polymerase I die Zellregeneration, wodurch sich die geschädigte Leber schneller erholen kann. Über eine Hemmung der RNA-Polymerase verhindert Silibinin laut In-vitro-Daten auch die Replikation des Hepatitis-C-Virus. Tierversuche zeigten, dass Silymarin den Zuckerstoffwechsel positiv beeinflusst und cholesterinsenkend wirkt. Somit könnte es auch für die Behandlung des metabolischen Syndroms Bedeutung haben. Neueste Untersuchungen ergaben, dass Silibinin den programmierten Zelltod (Apoptose) von Krebszellen induziert, wodurch sich in der Zukunft neue Anwendungen in diesem Bereich ergeben könnten. Die *Herbal Medicinal Products Platform Austria* (HMPPA) kürte die Mariendistel zur Heilpflanze des Jahres 2021. Wissenschaftliche Studien belegen u.a. leberschützende Effekte des Wirkstoffkomplexes Silymarin.

Mönchspfeffer – Entspannung für den Unterleib

Botanischer Name: *Vitex agnus-castus*

Mönchspfeffer ist das Bitterkraut für Frauenleiden und die Potenzbremse des Mannes.

Erscheinungsbild

Der Mönchspfeffer, auch Keuschlamm genannt, ist ein entfernter Verwandter der Eisenkrautgewächse (Verbenaceae). Die reifen getrockneten Früchte besitzen im Mittelmeerraum eine lange Geschichte als Kult- und Arzneimittel. Bereits Hippokrates erkannte das Potenzial des Mönchspfeffers bei Frauenleiden, insbesondere bei Menstruationsstörungen und zur Steigerung der weiblichen Libido. Im Gegensatz dazu weist der Name Mönchspfeffer auf die Verwendung als libidohemmende Arzneipflanze beim männlichen Klerus hin.

Traditionelle Anwendung und Inhaltsstoffe

Der Mönchspfeffer besitzt ätherische Öle (Cineol), Alkaloide (Viticin), Flavonoide (Casticin) und verschiedene Iridoide (Aucubin, Agnusid). Aufgrund antiandrogener Eigenschaften war jeder Klostergarten des Mittelalters voll von den nach Pfeffer riechen-

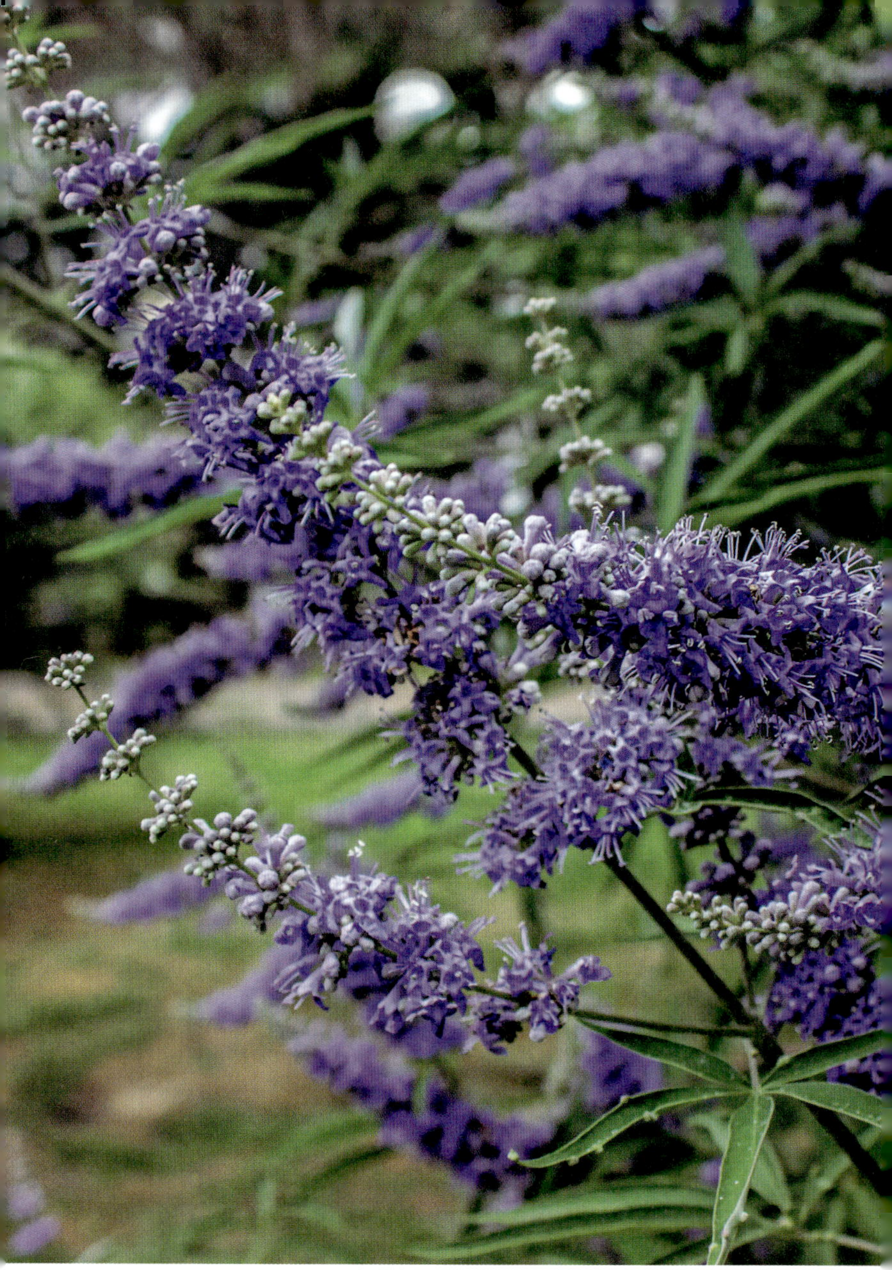

^ Der Mönchspfeffer stärkt Mann und Frau.

den und schmeckenden Mönchspfeffersträuchern. Die Iridoide Aucubin, Agnusid und das Flavonoid Casticin regen die körpereigene Progesteronbildung an.

Als Ursache des prämenstruellen Syndroms gelten Hyperprolaktinämie, erniedrigte Spiegel an follikelstimulierendem Hormon (FSH) und luteinisierendem Hormon, ein Ungleichgewicht zwischen Progesteron und Östrogen sowie ein Gestagenmangel in der Gelbkörperphase. Der Mönchspfeffer gehört mit seinen Inhaltsstoffen zu den wichtigsten Kulturpflanzen für die Regulation des weiblichen Hormonhaushalts.

Nachtkerze – verborgene Schönheit der Nacht

Botanischer Name: *Oenothera biennis*

Erscheinungsbild

Die Nachtkerze wurde aus Nordamerika nach Europa eingeschleppt. Sie gehört zur Familie der Onagraceae und wächst auf sandigem Untergrund unkrautartig an Bahndämmen und Böschungen. Die Pflanze kann bis zu 2 Meter hoch werden und besitzt kantige, manchmal rot-überlaufende Stängel, ganzrandige, lanzettliche Blätter und vielzählige gelbe Blüten. Die Nachtkerze blüht in der Dämmerung und verströmt einen weinblütenähnlichen, angenehmen Duft.

Traditionelle Anwendung und Inhaltsstoffe

Die Nachtkerze ist reich an mehrfach ungesättigten Fettsäuren (Linolensäure, γ-Linolensäure). Das aus den Samen gewonnene

Myrobalane – eine Frucht heilt alle Krankheiten

Die wohl geheimnisvollsten Heilpflanzen Asiens sind die Myrobalanen. Medizinisch am häufigsten genannt werden die chebulische *(Terminalia chebula)*, die belerische *(Terminalia belerica)* und die Amla-Myrobalane *(Emblica officinalis)*. Unter dem Sammelbegriff »Triphala« existiert eine mehr als viertausend Jahre alte Rezeptur in der indischen Volksmedizin aus den Früchten dieser drei Bäume. Eine Mischung aus den drei Myrobalanen ist die Rezeptur, die alle Krankheiten heilen kann, so die Überlieferung. Sowohl im Ayurveda Indiens als auch in der Medizin Tibets ist diese Mischung eine Basisformulierung für die Behandlung unzähliger Stoffwechselerkrankungen.

Da die Myrobalanen sanft aufeinander abgestimmt wirken, können sie über einen längeren Zeitraum problemlos allein, in Kombination oder als Beigabe zu anderen Rezepturen eingenommen werden. Sie fördern die tiefgreifende Zellentgiftung, schützen die Mitochondrien, regulieren den Fett- und Cholesterinstoffwechsel, harmonisieren den Steroidhormonhaushalt und das Immunsystem und heilen Wunden.

Die Myrobalanen enthalten nach tibetischer Überlieferung und Medizintradition alle sechs dort unterschiedenen Geschmacksrichtungen und acht Potenzen, drei postdigestive Geschmacksempfindungen (Geschmacksänderung nach der Verdauung) und die siebzehn Qualitäten. Dadurch heilen die Rezepturen mit Myrobalanen alle Krankheiten, sie besitzen eine starke eigene Impulskraft sowie eine ausgeprägte Impulslenkungsqualität für andere Rezepturbestandteile.

Pflanze	***Terminalia chebula***	***Terminalia belerica***	***Phyllanthus emblica, Emblica officinalis***
Name in Sanskrit	Haritaki	Bibitaki	Amalaki
Allgemein bekannter Name	Chebula-Myrobalane, Hardad, Haritaki, Harada, Aralu	Bellirica-Myrobalane, Belerik, Bahera, Boira	Emblica-Myrobalane, Amla, Amlaki, Indische Maulbeere, Indische Steinfrucht
Familie	Combretaceae	Combretaceae	Euphorbiaceae
Vorkommen	Zu finden in der Sub-Himalaja-Region von Nepal und Nordindien, Myanmar, Sri Lanka, Thailand und Bangladesch	Zu finden überall in Indien, speziell in Bihar, West-Bengalen, Assam, Zentralindien und Südindien	Zu finden überall in Südostasien: in Bangladesch, China, Indien, Malaysia, Sri Lanka und Pakistan
Phytochemikalien	Arachidonsäure, Behensäure, Tanninsäure, Betulinsäure, Chebulasäure, Chebulin, Linolsäure, Luteolsäure, Ölsäure, Palmitinsäure, Stearinsäure, Terchebin	Behensäure, Ethylgallate, Chebulasäure, Ellagsäure, Gallussäure, Gallotannin, Galloylglukose, Pyllemblin, β-Sitosterol	Flavonoide, Kaempferol, phyllembische Säure, Corilagin, Terchebin, Trigalloylglukose, Ellagsäure, Indolsäure, Linolsäure, Lupeol, Pyrogallol

Geografische Verteilung, Namengebung und Wirksignatur. Die drei Myrobalanen besitzen neben der botanischen Bezeichnung auch einen indischen Sanskritnamen. Bei den Inhaltsstoffen gibt es geringfügige Abweichungen.

Chebulische Myrobalane

Botanischer Name: *Terminalia chebula,* tibetisch *A ru ra*

Erscheinungsbild

Die chebulische Myrobalane gehört zur Familie der Flügelsamengewächse (Combretaceae). Es handelt sich um einen immergrünen, bis zu 20 Meter hohen Baum mit einförmigen Blättern, weißen Blüten in endständigen Trauben und fünfgliedrigen Früchten. Sie wächst im Iran sowie in weiten Teilen von Pakistan, China, Malaysia und Indien. Die Früchte werden reif geerntet, das Befreien von den Kernen *(Terminalia chebula sine semine)* ist mühsam und geschieht in Handarbeit.

Traditionelle Anwendung und Inhaltsstoffe

Die chebulische Myrobalane besitzt Anthrachinone, Gerbstoffe, Chebulasäure, Phytosterine, Harze und zahlreiche fettige Öle. Unter dem Sammelbegriff »Triphala« wird die Mischung gleicher Anteile aller drei Arten seit Jahrhunderten im Ayurveda verwendet.

Die chebulische Myrobalane wirkt ausgleichend auf den Immunstatus, leicht abführend und adstringierend und reguliert sanft und schonend die Stuhlentleerung, ohne dabei den Enddarm zu reizen. Gemeinsam mit dem Medizinalrhabarber *(Rheum palmatum)* hat die chebulische Myrobalane eine jahrhundertelange Tradition zur Behandlung von Ruhr und Durchfallerkrankungen in Asien. Sie mildert eine Übersäuerung des Organismus und ist eine wunderbare Frucht zur Behandlung von Reflux und Sodbrennen. Alle diese Körperstörungen weisen auf metabolische Grundstörungen hin. Die Myrobalane wirkt zusätzlich antimikrobiell im Mundraum gegen den Haupterreger der Karies *(Streptococcus mutans)*, strafft das Zahnfleisch, bekämpft die Keimbelastung in den Zahntaschen und entfernt freie Radikale.

Daneben gibt es zahlreiche medizinische Belege zur Unterstützung der allgemeinen Wundheilung. Ein Hauptindikationsbereich sind Herz-Kreislauf-Erkrankungen. Sie verbessert, klinisch nachgewiesen, periphere Durchblutungsstörungen, reinigt Herzkranzgefäße und Blutgefäße und dient darüber hinaus der allgemeinen Leberentgiftung.

Bei offenen, schlecht heilenden Wunden und zur Erstversorgung auf Reisen, auf dem Berg oder im Urlaub benötigt man häufig rasche Hilfe – ob für Mensch oder für Tier: Die Myrobalane hilft.

Belerische Myrobalane

Botanischer Name: *Terminalia belerica*, tibetisch *Ba ru ra*

Erscheinungsbild

Die belerische Myrobalane gehört ebenfalls zur Familie der Combretaceae. Es handelt sich dabei gleichfalls um einen immergrünen Baum mit büschelständigen ovalen Blättern und braunen, gefurchten Früchten. Die belerische Myrobalane wächst bevorzugt in Indien, Malaysia und auf den Philippinen.

Traditionelle Anwendung und Inhaltsstoffe

Die belerische Myrobalane ist ebenfalls reich an Gerbstoffen und Anthrachinonen. Neben ihrer Verwendung als Adstringens stärkt die belerische Myrobalane die Verdauung, unterstützt den Körper bei der Bekämpfung von Atemwegsbeschwerden und gleicht Immundefekte aus. Ebenso ist sie bekannt zur Behandlung von Heiserkeit, Husten und Halsschmerzen. Sie ist stark schleimlösend. In Verbindung mit der chebulischen Myrobalane und Amla entsteht eine überaus wirksame Impulskraft zur Beseitigung vielfältiger Beschwerden des Magen-Darm-Trakts. Sehr gute Erfolge werden auch bei Zyklusbeschwerden von Frauen berichtet.

Amla Myrobalane

Botanischer Name: *Emblica officinalis, Phyllantus emblica,* auch Amlaki, tibetisch *Skyu ru ra*

Erscheinungsbild

Die *Emblica*-Myrobalane (indische Stachelbeere) ist ein Baum aus der Familie der Wolfsmilchgewächse (Euphorbiaceae) und schmeckt sauer.

Traditionelle Anwendung und Inhaltsstoffe

Amla oder Amlaki, wie diese Myrobalane auch genannt wird, besitzt sehr viel Vitamin C, daneben finden sich Nikotinsäure, Riboflavin und zahlreiche Kohlenhydrate. Die Amla-Früchte sind adstringierend, kühlend, schmerzlindernd, windtreibend, verdauungsfördernd und magenstärkend. Sie wirken leicht abführend, entwässernd und fiebersenkend. Die traditionelle Verwendung reicht von Anämie bis Zuckerkrankheit. In ayurvedischen Rezepturen finden sich Amla-Früchte gegen Asthma, Augenentzündungen, Blähungen, Magen-Darm-Störungen, Leberleiden und Gelbsucht.

Die neueste Literatur zeigt unterschiedliche Indikationsgebiete – blutfettsenkend, blutzuckersenkend, antiarteriosklerotisch, hemmend auf das Tumorwachstum sowie antiviral.

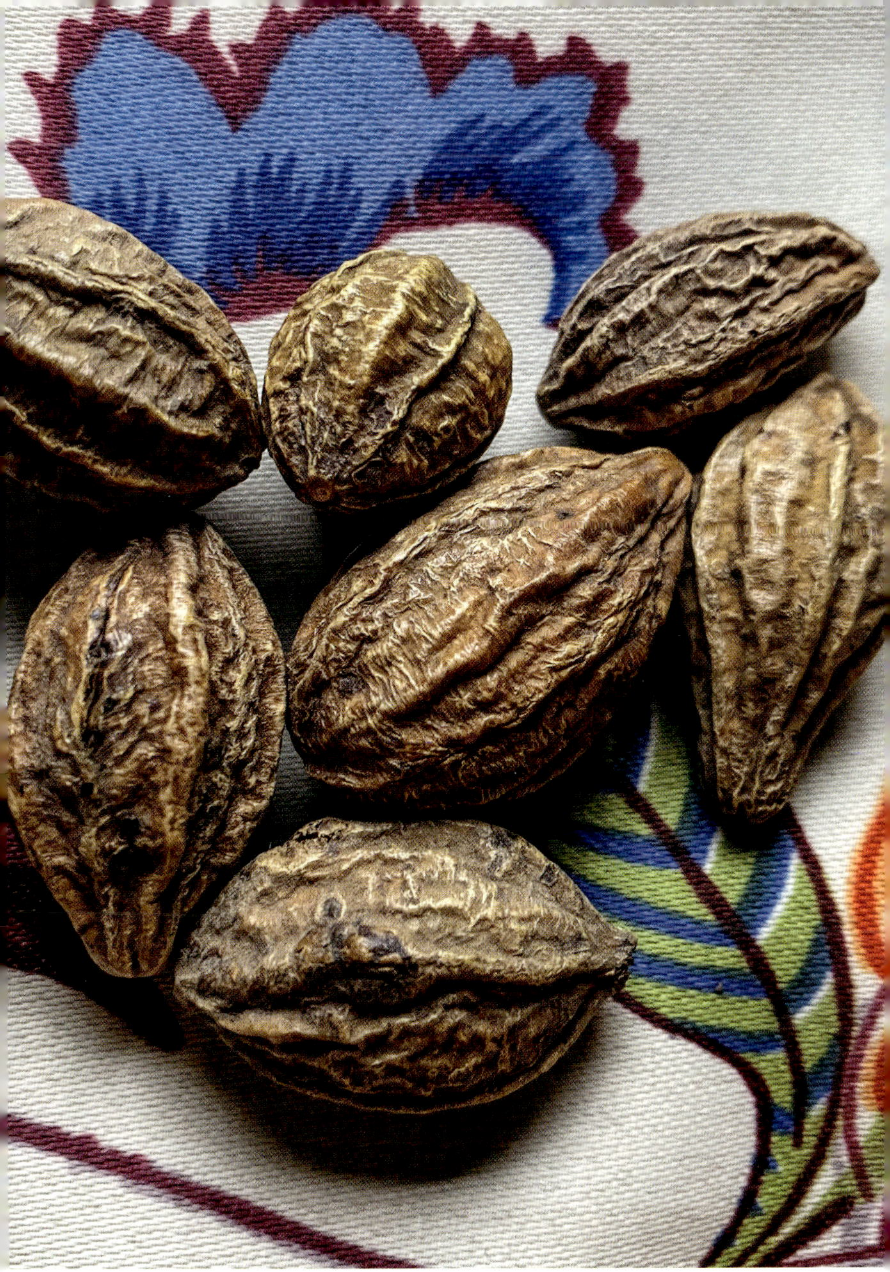

^ Die Myrobalane wird in der indischen Volksmedizin verehrt.

Nachtkerzenöl enthält große Mengen von cis-Linolsäuren. Diese werden im menschlichen Körper durch die Delta-6-Desaturase in γ-Linolensäure umgewandelt. Aus dieser entsteht enzymatisch die Dihomo-γ-Linolensäure. Diese wiederum stellt die Vorstufe des Prostaglandins E1 (PGE1) dar. Das antientzündliche Potenzial wird der γ-Linolensäure als Vorstufe von PGE1 zugeschrieben. Neben dieser antientzündlichen Wirkung besitzt die Nachtkerze eine abschwellende, blutdrucksenkende und antitumorale Wirkung. Die antientzündliche und abschwellende Eigenschaft unterstützt auch das Abheilen entzündlichen Zahnfleischs und schützt so nachhaltig den Zahnhalteapparat.

Gemeinsam mit den drei Myrobalanen bildet die Nachtkerze ein neuartiges therapeutisches Konzept zur Stimulation der körpereigenen Progesteronsynthese. Der Mangel an Progesteron wird durch die Stimulation der körpereigenen Progesteronsynthese ausgeglichen. Dadurch sinkt auch wieder der zu hohe Prolaktinspiegel. Das Öl der Nachtkerzensamen (Oenothera biennis) enthält Phytohormone, darunter östrogenähnliche Substanzen: Beta-Sitosterol, Stigmasterol, die essenzielle Aminosäure Tryptophan, Campesterol, Lupeol, Quercetin.

Olive – Gold des Mittelmeers

Botanischer Name: *Olea europea*

Erscheinungsbild

Der Olivenbaum gehört zu den Ölbaumgewächsen (Familie Oleaceae) des östlichen Mittelmeers. Er galt lange als heilig, und auf das Abholzen standen hohe Strafen. Vereinzelt findet sich der Olivenbaum in heimischen Gärten bis nach Nordtirol. Ursprünglich war er ein Strauch, erst durch die Kultivierung wurde er baumartig. Er bildet öl- und eiweißreiche, fleischige Steinfrüchte.

Traditionelle Anwendung und Inhaltsstoffe

Wirksamkeitsbestimmende Pflanzeninhaltsstoffe sind das Secoiridoidgykosid Oleuropein und die Elenolsäure. Sie wirken über die Gefäße hypotensiv (blutdrucksenkend) und fördern so – auch gut kombinierbar mit den Myrobalanen – die gute Durchblutung des Gehirns, des Herzens, der Leber und des Zahnfleischs.

Daneben kommen Triterpene (Oleanolsäure, Maslinsäure), Phenole (3,4-Dihydroxyphenyletanol), Flavonoide (Glykoside von Luteolin, Apigenin) sowie Mannitol und Chinaalkaloide vor. Besonders reich sind die Früchte an Fettsäuren (Ölsäure, Palmitinsäure, Linolsäure, Stearinsäure). Daneben finden sich Phytosterine, zum Beispiel β-Sitosterol. Dieses wirkt über eine Hemmung der 5-α-Dihydrotestosteron-Reduktase schwach antiandrogen, wodurch die Umwandlung des Sexualhormons Testosteron in das biologisch wirksame Dihydrotestosteron unterbunden wird. Hemmstoffe der 5-α-Dihydrotestosteron-Reduktase begleiten häufig die Therapie der benignen Prostatahyperplasie und des Prostatakrebses.

Olivenblattextrakt wird in der Volksmedizin seit Jahrhunderten bei arterieller Hypertonie verwendet. Oleuropein senkt den Cholesterinspiegel, die Elenolsäure besitzt ein antivirales Potenzial. Im Olivenöl finden sich erhebliche Mengen des Schlafhormons Melatonin.

Preiselbeere – die bittere Heidelbeere

Botanischer Name: *Vaccinium vitis-idaea*

Erscheinungsbild

Die Preiselbeere (Familie Ericaceae) ist ein Krautgewächs der Heide und über die gesamte nördliche Halbkugel verbreitet. Die Pflanze findet sich im Wald gern in der Nähe der Heidelbeere. Die Stauden werden etwa 30 Zentimeter groß und tragen kurzstielige, wechselständige Blätter von derber Konsistenz. Auffällig sind unterschiedliche Grüneinfärbungen der Blattober- (dunkelgrün) und Blattunterseite (blassgrün). Die hellen bis kräftig roten Beeren stehen in Trauben zusammen, die fest mit den kleinen Astverzweigungen verbunden sind. In der Naturheilkunde ist die Preiselbeere ein bekanntes Heilmittel bei Entzündungen.

Traditionelle Anwendung und Inhaltsstoffe

Die Preiselbeere ist das Mittel der Wahl bei entzündlichen Erkrankungen der ableitenden Harnwege sowie zur milden Entfernung von Harnsteinen. Die harndesinfizierenden Eigenschaften werden dem Hydrochinonglykosid Arbutin zugeschrieben. Daneben enthalten Preiselbeeren Gerbstoffe (Abkömmlinge des Catechins), Flavonoide (Quercetin, Hyperosid) sowie die Triterpene Amyrin, Oleanolsäure und Ursolsäure. Das Arbutin der Preiselbeere greift hemmend in eine überschießende Entzündungsreaktionen ein. Daneben verbessern Inhaltsstoffe der Preiselbeere die insulinunabhängige Glukoseaufnahme und schützen so vor der Zuckerkrankheit.

Die Preiselbeere wächst als kriechender Zwergstrauch. ›

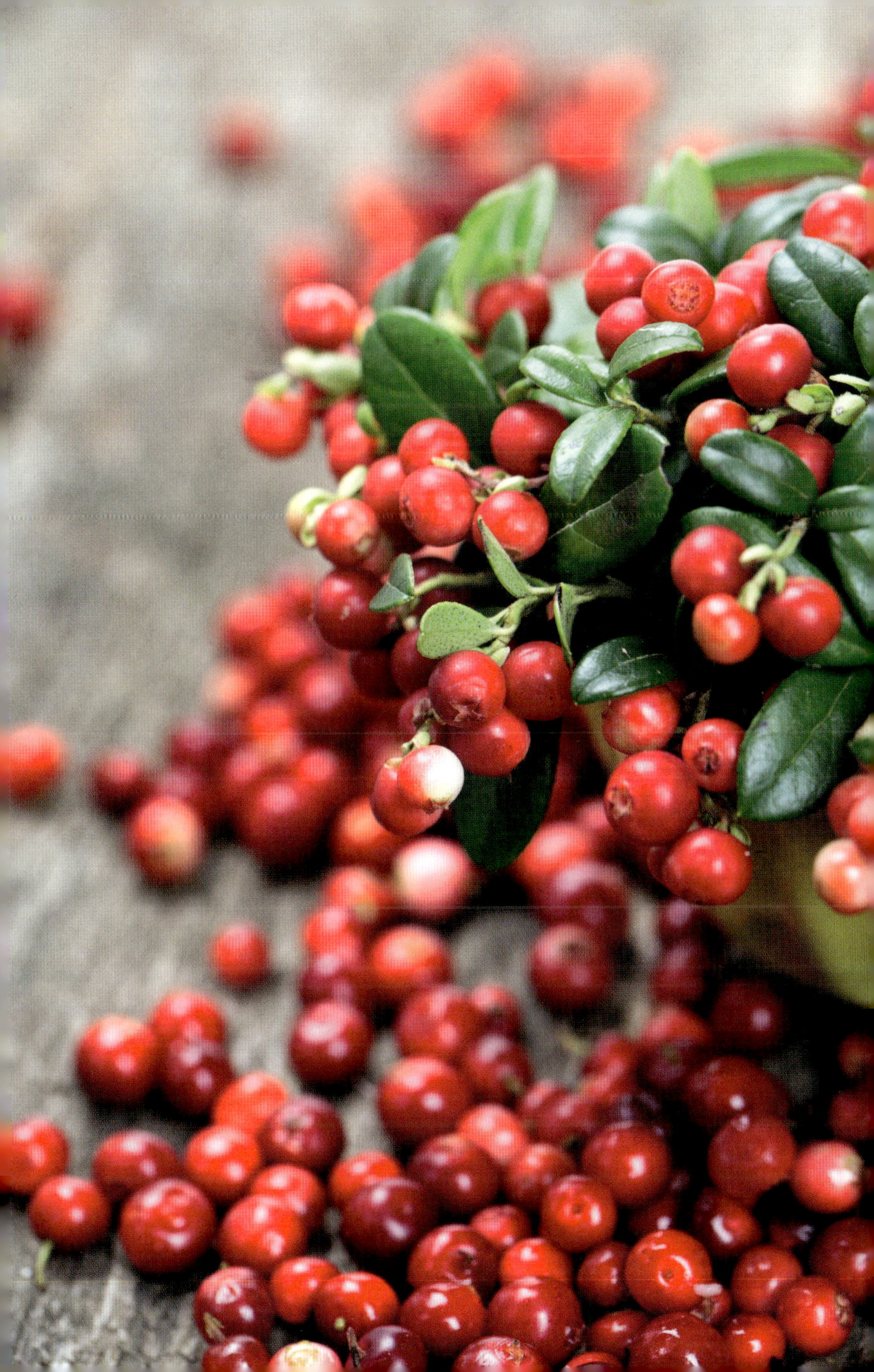

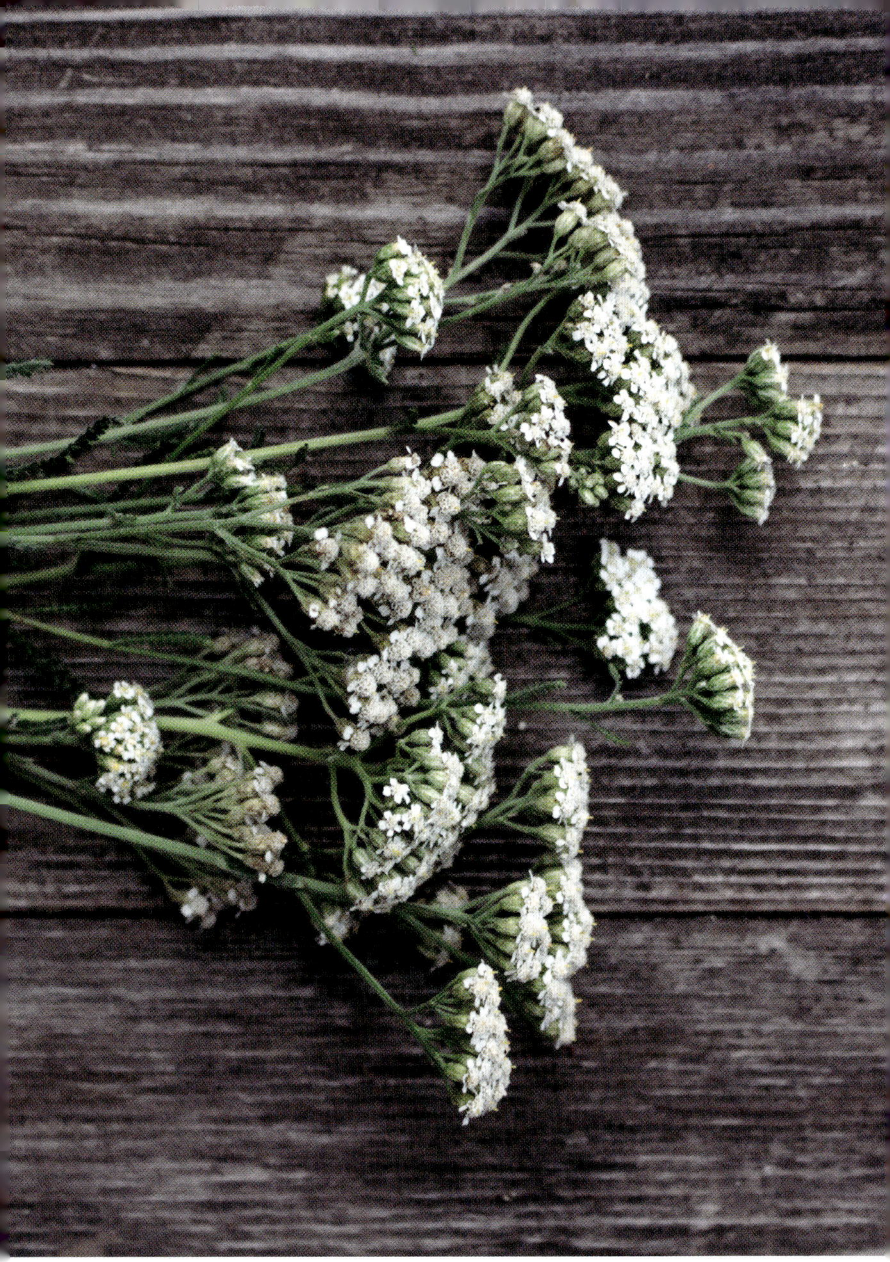

^ Die Schafgarbe steht für die Wundheilung bei Mensch und Tier.

Salbei – der Rachenputzer

Botanischer Name: *Salvia officinalis*

Erscheinungsbild

Als Heimat des Echten Salbeis gilt der Balkan, ursprünglich Dalmatien. Im gesamten Mittelmeergebiet ist er anzutreffen und fehlt in fast keinem Heilkräutergarten.

Traditionelle Anwendung und Inhaltsstoffe

Die Blätter des echten Salbeis enthalten die ätherischen Öle Thujon, 1,8-Cineol und Kampfer. Sie werden beim Zerreiben zwischen den Fingern sofort riechbar. Neben Monoterpenen finden sich auch bittere Diterpenphenole, Gerbstoffe sowie Flavonoide. Salbeiblätter werden als traditionelles pflanzliches Arzneimittel eingestuft. Sie desinfizieren den Mund- und Rachenraum und bekämpfen Schleimhautentzündungen und Aphthen sowie Zahnfleischentzündungen.

Schafgarbe – Wundheilerin und Faltenglätterin

Botanischer Name: *Achillea millefolium*

Schon bei den Germanen wurde nach Schlachten das Kraut stets zur Wundheilung verwendet. Der Name »Garbe« deutet auf »garvan«, Althochdeutsch für »heilen«, hin. Auch die griechische Mythologie steckt im Namen. Achilles, der bei dem heilkundigen Kentauren Chiron eine medizinische Ausbildung erhielt, heilte damit eitrige Wunden.

Erscheinungsbild

Die Schafgarbe wächst auf Wiesen, Schutthängen und Wegrändern. Die Stängel sind zäh und man kann sie nicht ohne Weiteres abreißen.

Traditionelle Anwendung und Inhaltsstoffe

Jede Apotheke kennt Zubereitungen aus dem Kraut und den Blüten der Schafgarbe bei Appetitlosigkeit, Magen-Darm-Beschwerden und leichten Menstruationsstörungen. Zu den Inhaltsstoffen gehören ätherisches Öl, Bitterstoffe, Flavonoide und Gerbstoffe.

Quitte – die Frucht der Liebesgöttin

Botanischer Name: *Cydonia oblonga*

Die Quitte ist seit der Antike als Herb- und Bittermittel bekannt.

Erscheinungsbild

Man schätzt weltweit etwa 200 Quittensorten. Der exakte Ursprung der Quitte ist nicht zweifelsfrei geklärt. Man vermutet ihre Heimat im Kaukasus, aber auch der Iran und Armenien werden als Ursprungsländer genannt. Den lateinischen Namen *Cydonia oblonga* hat die Quitte von der antiken kretischen Stadt Kydonia (heute Chania) bekommen. Dort bauten Bauern die Quittenbäume erstmals als Feldobstkultur an. In der griechischen Mythologie spielte die Quitte ebenfalls eine wichtige Rolle: Als Frucht der Liebesgöttin Aphrodite galten die Früchte als

Symbol für lebenslanges Glück, innige Liebe und Fruchtbarkeit. Der sinnliche, zitronenartige Duft hat eine stark anregende Wirkung und sollte die oder den Angebeteten betören helfen. In der tibetischen Medizin ist die Bengalische Quitte (tibetisch *bil ba,* botanisch *Aegle marmelos*) beschrieben und findet als Mittel bei Durchfall Verwendung. Der Name »Quitte« ist in diesem Fall irreführend, da der Baum mit der Quitte, einem Kernobstgewächs wie Apfel und Birne, nicht verwandt ist. Er gehört zur Familie der Rautengewächse.

Traditionelle Anwendung und Inhaltsstoffe

Die Quittenfrüchte enthalten Tannine, Alkaloide, Cumarine, ätherisches Öl und Schleimstoffe und zeigen in experimentellen Studien vielfältige Wirkungen: antioxidativ, antidiabetisch (senkt Blutzucker und schützt das Pankreas), blutlipidsenkend, magenschleimhautschützend, restringierend bei Durchfall. Samenextrakte hemmen das Wachstum verschiedener pathogener Bakterien, Pilze und Würmer. Die ersten Hinweise auf eine Heilwirkung der echten Quitte stammen von Hippokrates. Aufgrund des hohen Gehalts an Gerbstoffen und Fruchtsäuren finden sich bei ihm Hinweise zur Verwendung als blutstillendes Mittel. Gemeinsam mit der Blutwurz ist die Quitte das Mittel der Wahl bei Zahnfleischbeschwerden. Andere Indikationsgebiete sind Magen- und Halskrankheiten, Allergien, Nervosität und Schlaflosigkeit. Von besonderem Interesse sind die Quittenkerne. Sie sollen, innerlich angewendet, bei Husten und Magen-Darm-Entzündungen und Verbrennungen helfen. Neben Vitaminen, Mineralstoffen und Kieselsäure finden sich außergewöhnlich viele Pektine in der Quitte, und gerade die löslichen Pektine fördern die Darmgesundheit und entgiften den Körper.

Ein kleiner Anwendungstipp

Besonders köstlich schmeckt Quittenmarmelade oder Quittengelee. Auch Kompott und Saft sind bekannt. Hier eines unsere Rezepte:

Überalls Quittengold-Marmelade

Man nehme etwa 1 bis 1,5 kg Quitten, 1 bis 1,5 l Wasser, 1 Vanilleschote, den Saft und die geriebene Schale einer Zitrone, 500 g Gelierzucker (alternativ AgarAgar) und das Pulver von geriebenen Myrobalanenfrüchten (5–6 getrocknete Früchte mit einem Hobel abschaben).

Die Quitten vom Kerngehäuse befreien, vierteln, würfelig schneiden und mit Wasser bedeckt bei mäßiger Hitze zusammen mit der Vanilleschote und dem Saft und der Schale einer Zitrone etwa 45 Minuten kochen. Dann durch ein Sieb abgießen, Geliermittel und Myrobalanenpulver in die Flüssigkeit einrühren, nochmals aufkochen lassen, vom Herd nehmen, Schaum abschöpfen. Gelee in dicht schließende und sterilisierte Gläser füllen.

Spitzwegerich

Botanischer Name: *Plantago lanceolata*

Erscheinungsbild

Der Spitzwegerich wächst auf Wiesen und Weiden in allen gemäßigten Klimazonen der Welt. Bevorzugt findet man ihn an Wegrändern und auf Schutthaufen. Er besitzt lange, lanzettliche Blätter. Davon leitet sich sein Name ab (lat. »lanceola« = kleine Lanze).

Traditionelle Anwendung und Inhaltsstoffe

Spitzwegerichblätter enthalten Schleimstoffe, Phenylethanoide und Iridoide. Sie gelten als traditionelles pflanzliches Arzneimittel zur Linderung von Schleimhautreizungen im Mund- und Rachenraum. Sie können bei dem damit verbundenen trockenen Reizhusten angewendet werden. Der Spitzwegerich stärkt die gesamten Atemwege.

Schwarze Johannisbeere – für eine gesunde Sehkraft

Botanischer Name: *Ribes nigrum*

Erscheinungsbild

Die Schwarze Johannisbeere gehört zu den Stachelbeergewächsen (Familie Grossulariaceae). Die Stauden findet man häufig in europäischen und asiatischen Waldgebieten. Seit Jahrhunderten ist die Johannisbeere auch in Gärten als Kulturpflanze anzutreffen und gehört seit dem 16.Jahrhundert zum Heilpflanzenschatz Nordeuropas.

Traditionelle Anwendung und Inhaltsstoffe

Die Früchte der Johannisbeere sind reich an Vitamin C (1800 bis 2000 Milligramm pro Kilogramm getrocknete Beeren), B-Vitaminen, organischen Säuren (Zitronensäure, Apfelsäure), löslichen Pektinen (Ballaststoffen), bitteren Gerbstoffen und Zellulose. Der schwarze Farbanteil stammt von Anthocyanen. Daneben finden sich Kalium und Rutin. Johannisbeerfrüchte werden gern für Heißgetränke bei beginnender Erkältung und Grippe, aber

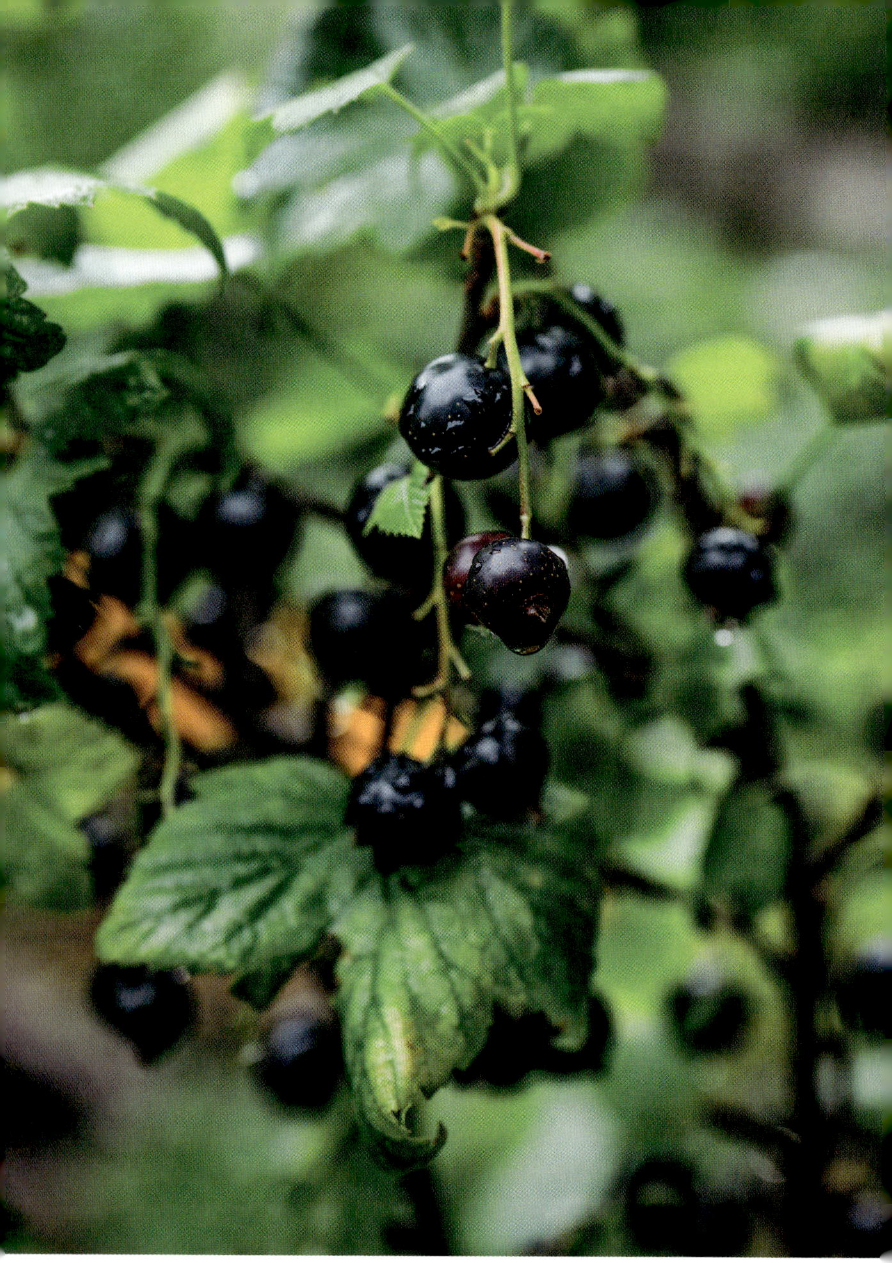

^ Die Schwarze Johannisbeere – Heilbeere für die Augen.

auch zur Kräftigung des Organismus in der Rekonvaleszenz genutzt. Von besonderer Bedeutung ist die Schwarze Johannisbeere, wie auch der Schwarze Holunder, für die Augengesundheit. Fast jeder zweite Arbeitsplatz in Deutschland ist ein Computerarbeitsplatz mit Dauerbelastungen über sechs und mehr Stunden vor dem Bildschirm. Als besonders anstrengend empfindet das menschliche Auge das sogenannte Nahscharfstellen auf ein flimmerndes, stark gepixeltes Bild. Millionen von Nervenzellen im Gehirn müssen ständig ein neues Bild im Gehirn berechnen und dem Betrachter als Bildinformation zur Verfügung stellen. Unsere Augen leisten also täglich Schwerstarbeit. Eine kluge Auswahl an pflanzlichen Schutz- und Energiestoffen kann hier helfen.

Der Schwarze Holunder und die Schwarze Johannisbeere gelten seit Jahrhunderten als Heilpflanzen bei Augenproblemen und finden neuerdings wieder Eingang in pflanzliche Arzneimittel und Nahrungsergänzungen. Aber nur die ausgewogene Zusammensetzung von pflanzlichen Stoffen kann nachhaltig den Augenstoffwechsel fördern und Stressbelastungen entgegenwirken.

Walnuss – Bindeglied zwischen Ur- und Neuzeit

Botanischer Name: *Juglans regia*

Erscheinungsbild

Die Echte Walnuss imponiert durch ihr mächtiges Erscheinungsbild. Dieser sommergrüne Laubbaum aus der Familie der Walnussgewächse (Juglandaceae) wird bis zu 30 Meter hoch. Mit etwa 60 bis 75 Jahren endet sein Höhenwachstum, und der Baum bildet eine mächtige Krone. Er steht fest mit einem tief wurzelnden Pfahl-Herzwurzelsystem in der Erde und trotzt damit jeder Witterung. In seiner Jugend ist die Rinde glatt und graufarben, im Alter bekommt sie tiefe Risse und wird schwarzgrau. Die großen, wechselständigen Blätter zeigen eine unpaare Fiederung und können bis zu 30 Zentimeter lang werden. Kein Baum nimmt sich so viel Zeit wie der Walnussbaum, um seine Blätter im Frühjahr zu bilden. Es kann schon mal Juni werden. Im Herbst lässt er als erster Laubbaum die Blätter wieder fallen. Und der Walnussbaum kann noch mit einer weiteren Besonderheit aufwarten: Er besitzt männliche und weibliche Blüten. Die männlichen Blüten erscheinen meist vier Wochen vor den weiblichen (Proterandrie). Zur Bestäubung benötigt der Walnuss keine Bienen. Diese Arbeit übernimmt der Wind.

Traditionelle Anwendung und Inhaltsstoffe

Walnüsse sind bereits im alten Persien als Genussfrüchte beschrieben. Auch in unseren Breiten erfolgt der Anbau in erster Linie wegen des Fruchtertrags. Daneben ist das sehr dichte und kompakte Holz für die Möbelverarbeitung begehrt. Medizinisch ist der hohe Fettanteil der Walnusskerne von bis zu 62% bekannt. Besonders der hohe Gehalt an Linolensäure (Omega-3-Fettsäure) und Vitamin E (Tocopherol) macht die Kerne pharmazeutisch interessant. Daneben finden sich Zink und Kalium, Magnesium, Phosphor, Schwefel, Eisen, Kalzium und die Vitamine A, B_1, B_2, B_3 und C. Auch der Gehalt an Pantothensäure ist beachtlich. Medizinisch finden die Nüsse bei Diabetes, hohem Blutdruck und zum Stressabbau Verwendung. Die guten Öle schützen das Herz, wirken vorbeugend bei Prostatakrebs und stärken das Immunsystem. Die Walnuss gehört zu den wenigen Nüssen mit Melatonin. Es finden sich etwa 3–4 Nanogramm/ml dieses Schlafhormons darin.

Auch die getrockneten Blätter werden medizinisch genutzt. Sie enthalten reichlich Gerbstoffe, hier besonders Ellagsäure und Ellagitannine, Flavonoide, Phenolcarbonsäuren und ätherische Öle. In alten Heilkräuterbüchern findet man Anleitungen für Bäderkuren, Mundspülungen und zur Aknebehandlung sowie zur Behandlung starker Schweißabsonderung. Die Fruchtschalen besitzen Farbstoffe zum Braunfärben der Haut und der Haare.

Wermut – wenn der Magen streikt

Botanischer Name: *Artemisia absinthium L.*, auch Gemeiner Wermut, Wermutkraut oder Bitterer Beifuß

Erscheinungsbild

Der Wermut wird bis zu 1,60 Meter hoch, hat ein grün-grau-glänzendes Erscheinungsbild und einen aromatischen Geruch. Er ist eine ausdauernde krautige Pflanze aus der Familie der Korbblütler (Asteraceae). Im Volksmund versteht man unter »Wermut« eine alkoholische Bittertinktur mit Wermut, Sternanis, Fenchel, Ysop und häufig auch dem Pontischen Wermut.

Traditionelle Anwendung und Inhaltsstoffe

Wermutkraut enthält zahlreiche Bitterstoffe. Absinthin und Matricin sind davon die bekanntesten. Bei den ätherischen Ölen sind Thujon und Chamazulen beschrieben, daneben zahlreiche

Mono- und Sesquiterpene, Flavonoide und Gerbstoffe. Seit der Antike wird Wermut als Bitterstoffheilmittel verwendet. Er fördert den Appetit und die Verdauung, bekämpft Kopfschmerzen und entgiftet die Leber. Im alten Griechenland war die Pflanze der jungfräulichen Jagdgöttin Artemis geweiht. Davon leitet sich auch der lateinische Name ab. In der mittelalterlichen Klostermedizin war der Wermut häufig anzutreffen. Sein aromatischer Geruch vertrieb auch Motten und Mäuse. Als Ritualdroge war er ein beliebtes Abwehrmittel gegen vermeintliche Hexen und dämonische Einflüsse. In der europäischen Volksmedizin ist der Wermut als herausragendes Magenmittel beschrieben. Schon mit kleinen Dosen werden die Verdauung und die Drüsentätigkeit angeregt. Als Burn-out-Medizin gewinnt der Wermut mehr und mehr an Bedeutung durch die Bekämpfung chronischer Müdigkeit und Schlafstörungen. Er fördert den Gallenfluss und mindert allgemeine Schwäche.

Ein kleiner Anwendungstipp

Wenn Sie einen Dauergebrauch von Wermut anstreben, empfiehlt sich die Zubereitung eines Wermutweins. Dazu können Sie jeden guten Rotwein (1 l) und 100 Gramm Honig aus biologischem Anbau in einem Topf etwa 5 Minuten aufkochen. Dann kommen 50 ml frischer Wermutsaft (Reformhaus oder Apotheke) dazu. Lassen Sie das Ganze weitere 5 Minuten auf kleiner Flamme kochen. Sie können auch frisch getrocknetes Wermutkraut (150 Gramm) zu 1 l Weinansatz dazugeben und das Ganze aufkochen. Falls Sie den bitteren Geschmack etwas abmildern möchten, können Sie auf einen Liter Wein etwa 4 bis 5 Esslöffel hochwertigen Honig beimischen.

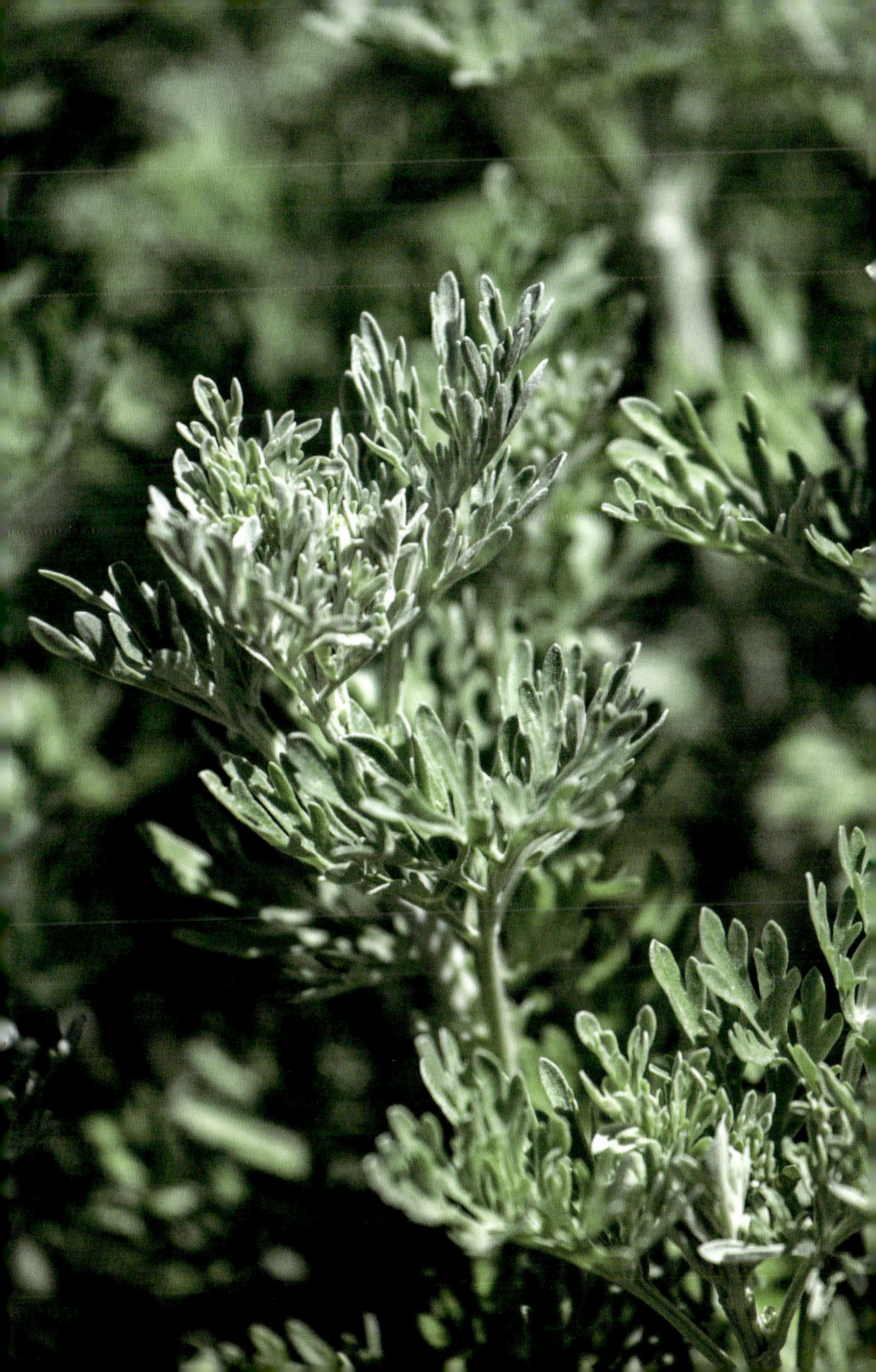

Yamswurzel – pflanzliche Hormonkontrolle

Botanischer Name: *Dioscorea villosa*

Erscheinungsbild

Die Yamswurzel, auch einfach Yams genannt, gehört in die Familie der Yamswurzelgewächse (Dioscoreaceae) und ist eine typische Tropenpflanze. In unserer Heimat findet man die Schmerwurz *(Dioscorea communis)* und die Balkan-Schmerwurz *(Dioscorea balcanica)* als Verwandte. Im Gattungsnamen steckt der Name des berühmten griechischen Arztes Pedanios Dioscurides. Ein Beweis für eine traditionelle Anwendung, die bis ins 1. Jahrhundert n. Chr. reicht. Die Yamswurzel stammt ursprünglich aus Nord- und Mittelamerika, wird jedoch inzwischen in vielen tropischen, subtropischen und gemäßigten Zonen kultiviert. Die Vermehrung erfolgt durch Samen im Frühjahr oder durch eine Knollen- oder Rhizomteilung im Herbst.

Traditionelle Anwendung und Inhaltsstoffe

Hormonähnliche Wirkungen sind für fast alle Yamswurzelarten bekannt. In der chinesischen Medizin etwa wird Shan yao *(Discorea opposita)* als Magentonikum, zur Appetitanregung und bei Husten- und Atemnot verwendet. Die Yamswurzel ist reich an Steroidsaponinen (hauptsächlich Dioscin), Phytosterolen (β-Sitosterol), Alkaloiden, Gerbstoffen und Stärke und ist ein hervorragender Wegbereiter der körpereigenen Progesteronsynthese. Die Yamswurzel ist krampflösend, antientzündlich bei Vaginitis, Entzündungen des kleinen Beckens, verhindert die Bildung von Ovarialzysten und beseitigt Mittelschmerz. Neben der Induktion der Synthese von körpereigenem Progesteron stimuliert Diosgenin die Synthese von Dehydroepiandrosteron (DHEA) in der Nebenniere.

Zimt – Gewürz der Seefahrer

Botanischer Name: *Cinnamomum verum*

Erscheinungsbild

Der Zimtbaum gehört zur Familie der Lorbeergewächse. Als echten Zimt verwendet man die innere Rinde des Zimtbaums. Die Produktion ist aufwändig. Die getrockneten Stangen werden gemahlen und sind seit Jahrtausenden als Gewürz in Verwendung. Es sind im Wesentlichen zwei Sorten auf dem Markt, der sehr teure »true cinnamon« und Zimtkassiearten (China-Zimt, Padang-Zimt). Der Zimt schmeckt herb-würzig und gibt Gerichten eine leichte Schärfe. Da Zimtkassie, der gar kein echter Zimt ist, etwas schärfer und herber schmeckt, ist er vom Original gut zu unterscheiden.

Traditionelle Anwendung und Inhaltsstoffe

Die chemische Signatur der Inhaltsstoffe liefert weitere Unterscheidungsmerkmale: Echter Ceylon-Zimt enthält im Vergleich zu Zimtkassie Eugenol und Benzylbenzoat, aber nur in Spuren Cumarin. Das ätherische Öl der Zimtrinde wird von den beiden Phenylpropanen Zimtaldehyd und Eugenol dominiert. Andere Phenylpropane, Safrol, Zimtsäureester, Mono- und Sesquiterpene treten in Spuren auf. Die Riechempfindung wird von 2-Heptanon beeinflusst. Es ist also auch die Nase, die uns hilft, den

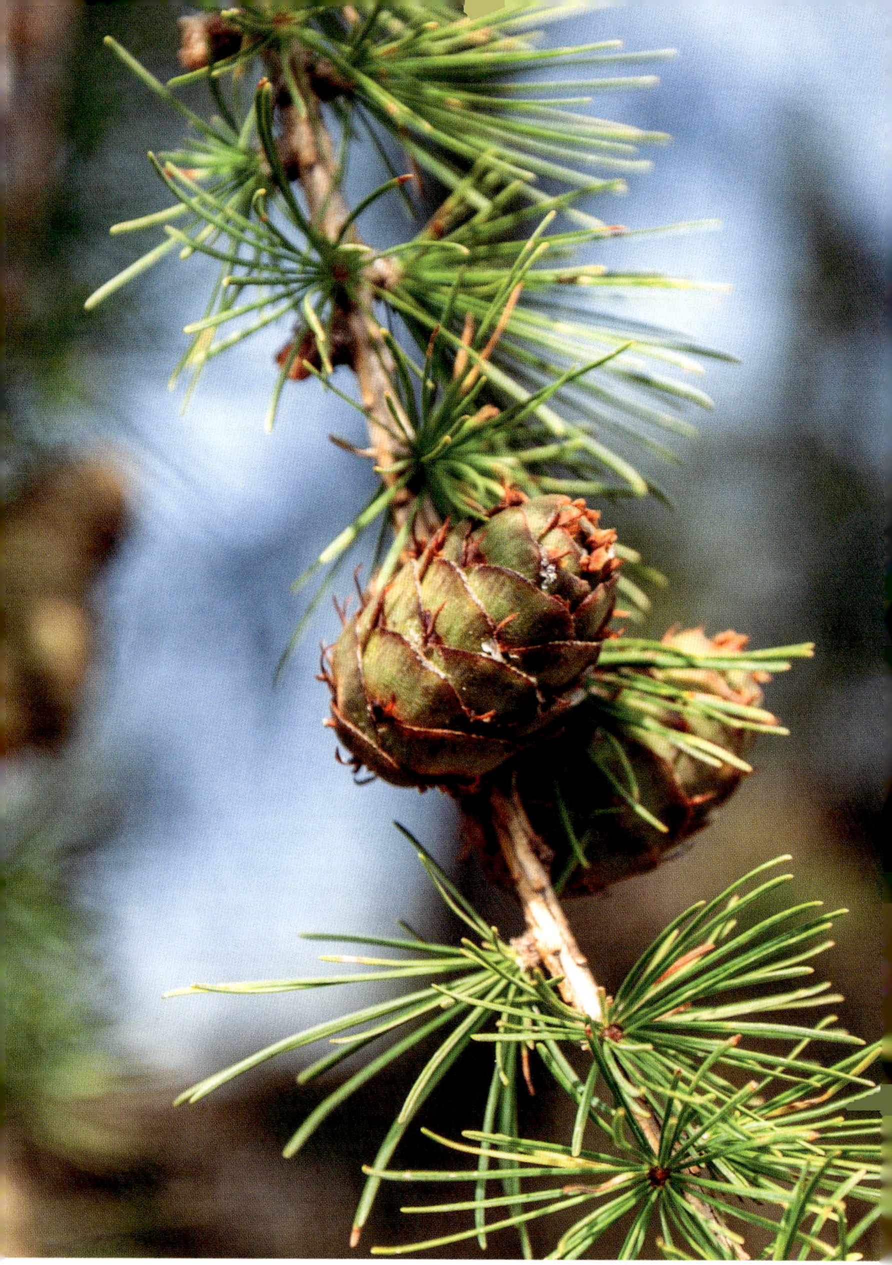

^ Die Zirbe steht für die Widerstandskraft der Natur.

Zimt zu erkennen. Zimt wird hautsächlich als Gewürz zur Aromatisierung von Heißgetränken, Süßspeisen, Gebäck und Fleischgerichten verwendet. Zimtrinde wird gerollt (die dünne Innenschicht), und als Qualitätsmaß gilt das Ekelle (Stufe 00000 (beste Qualität) absteigend bis 0). Eine Senkung des Blutglukosespiegels bei Diabetes mellitus durch Zimt wird in der Medizin kontrovers diskutiert. Zimtöl aus der Rinde besitzt eine gute antimikrobielle Aktivität. Die Hauptkomponenten sind p-Cymol, Linalool und o-Methoxyzimtaldehyd.

Zirbe – Impulskraft der Alpen

Botanischer Name: *Pinus cembra*

Erscheinungsbild

Im Volksmund spricht man häufig von der Zirbe oder Zirbel. Botanisch korrekt gehört sie zur Familie der Kieferngewächse (Pinaceae). Ihre Samengefäße werden irreführend als »Zirbelnüsse« bezeichnet, sind aber Zapfen.

Die Bezeichnung Zirbe ist nur in Österreich und Bayern gebräuchlich, in der Schweiz nennt man sie Arve. Kleinere Zirbenwälder findet man neben den Alpen in der Hohen Tatra und den Karpaten. Die Zirbe kann eine mächtige Baumhöhe von 20 bis 30 Metern erreichen und ist bis auf fast 2000 Meter Höhe anzutreffen.

Charakteristisch ist ihr stark holziger Stamm, der bis zu einen Meter Durchmesser umfasst. Die Zirbe braucht kurze, warme Sommer, reichlich Luftfeuchtigkeit und tiefgründige Böden. Sie hat ein charakteristisches Erscheinungsbild. Die Wuchsform ist regelmäßig, die Äste reichen häufig sehr tief, und die Krone formt sich zu einem Kegel. Die dichte Kronenform dient der Speicherung des Regenwassers. Diese Eigenschaft ist einzigartig und sichert das Überleben bei Trockenheit. Bricht der Leittrieb, also der Hauptstamm im Laufe der Zeit ab, entsteht eine Gabelung, die Zwieselbildung. Der Baum bekommt dadurch häufig ein noch imposanteres Aussehen. Es gibt keinen anderen Baum, der so majestätisch am Rande der Vegetationszone auf den Bergen steht und allen Witterungsunbilden trotzen kann. Besonders auffällig ist der hohe Harz- und Gerbstoffgehalt der Zirbe. Gerade diese bitter-herben Gerbstoffe sind in der Zukunft von großem Interesse und begründen die Wertschätzung der Zirbe und ihrer Inhaltsstoffe in der Volksmedizin. Botanisch von ganz besonderem Interesse ist die Lebensgemeinschaft der Zirbe mit einem Vogel.

Ohne Tannenhäher *(Nucifraga caryocatactes)*, einem großen, rabenartigen Vogel, dessen Hauptnahrungsquelle die Zirbelsamen sind, könnte sich die Zirbe nicht über die normale Waldgrenze hinaus verbreiten. Der Tannenhäher legt ab August zahlreiche Vorratsverstecke mit Zirbelsamen für den Winter an. Dabei bevorzugt er weichen oder lockeren Untergrund. Diese Stellen sind ebenso für den Keimungserfolg wichtig.

Hier kann man wieder einmal in unvergleichlicher Weise erkennen: Die Natur macht aus allen ihren Möglichkeiten immer das Beste.

Traditionelle Anwendung und Inhaltsstoffe

Die wohl bekannteste Darreichungsform in den Alpen ist der Zirbenschnaps, der aus den »Zirbelnüssen« durch einen alkoholischen Auszug erzeugt wird. Besonders der hohe Gerbstoffgehalt und hier die Gallussäure geben allen Anwendungen – ob innerlich oder äußerlich – eine stark keimabtötende und antimikrobielle Wirkung mit. So kann man mit Zirbensamenauszügen hervorragend Keime der oberen Atemwege *(Pseudomonas aeroginosa)* oder den Eiterkeim *Staphyloccocus aureus* bekämpfen.

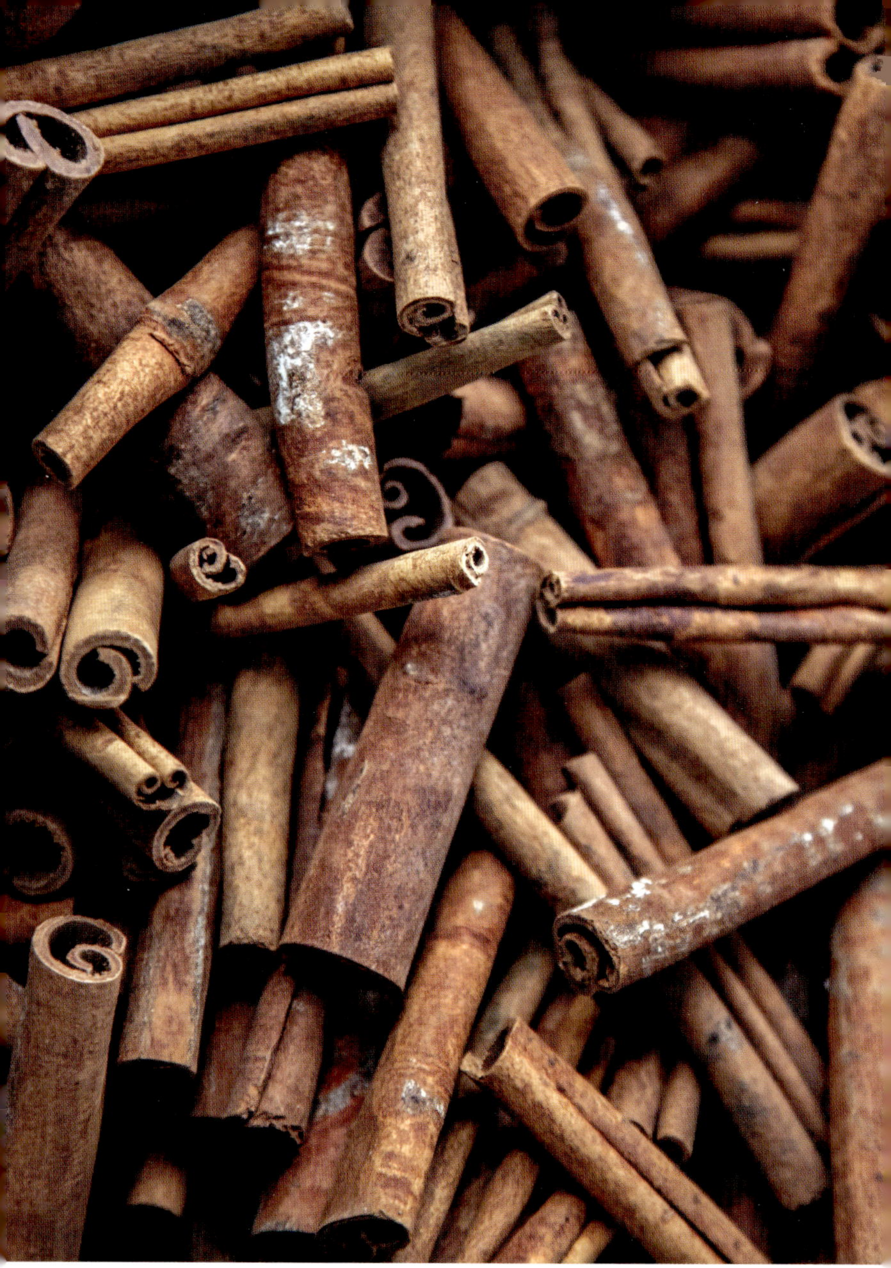

^ Der Zimt gehört zu den ältesten Gewürzpflanzen der Welt.

Heilanwendungen mit Bitterstoffen von A bis Z

In diesem Kapitel stelle ich Ihnen Bitterpflanzen als Schutz- und Alltagshelfer vor. Es sind die sanften Impulse, die den Körper nicht belasten und in unvergleichlicher Weise für einen energetischen Ausgleich sorgen. Bereits der Mensch der Steinzeit wusste ihre Wirkung zu schätzen.

Bitterstoffe sind in der täglichen Ernährung des modernen Menschen so wichtig wie nie zuvor. Ich setze sie in meiner Ernährungspraxis als natürliche Appetitzügler und Anti-Aging ein, kann die Verdauung der mir anvertrauten Klienten stärken, deren Körper entsäuern, die Wundheilung fördern und die Abwehrkräfte mobilisieren. Anregen und dabei kräftigen, entgiften und dabei beruhigen, dies ist nur mit Bitterstoffen möglich. Auf sie ist stets Verlass.

In diesem Kapitel erhalten Sie Hilfe zur Selbsthilfe und gute Ratschläge zur Beseitigung kleiner Wehwehchen im Alltag. Für jeden Krankheitsfall und jedes individuelle Erkrankungsbild wird Ihre Heilpraktikerin, Ihr Heilpraktiker oder Ihre Apothekerin, Ihr Apotheker ein Kraut und eine Mischung kennen. Meine allgemeinen Verwendungen legen die Hilfe wieder in Ihre Hand. Lassen Sie sich von der Heilkraft der Bitterstoffe verzaubern. Mit etwas Grundwissen werden die Bitterkräuter zu Ihrer ganz persönlichen Hausapotheke.

Adipositas (Fettleibigkeit)

Bittertee für jeden Tag

25 g Angelikawurzel *(Angelicae radix)*
25 g Enzianwurzel *(Gentianae radix)*
25 g Schafgarbenkraut *(Millefolii herba)*
25 g Schalen von Bitterorangen *(Aurantii pericarpum)*
25 g Tausendgüldenkraut *(Centaurii herba)*
Lassen Sie sich eine Mischung zu je gleichen Teilen dieser Bitterstoffe in der Apotheke anfertigen und verwenden Sie jeweils 2 Teelöffel dieser Mischung für eine Tasse Bittertee. Trinken Sie davon täglich eine Tasse vor den Mahlzeiten.

Bittertropfen (alkoholisch) – Bittersegen, Bitterstern
Diese alkoholische Lösung enthält eine große Auswahl an Bitterstoffen. Die folgenden sind meist vertreten: Engelwurz, Enzianwurz, Galgant, Ingwer, Kalmus, Kardamom, Löwenzahn, Schafgarbe, Tausendgüldenkraut, Wermut, Zitwerwurzel.
Eine völlig neuartige, nicht-alkoholische Zubereitung stellen fermentierte Bitterzubereitungen dar.

Wie Bitterstoffe helfen
Adipositas ist eine chronische Erkrankung, die mit einer übermäßigen Ansammlung von Fettgewebe im Körper einhergeht. Sie hat unsere Gesellschaft völlig verändert. Ausgelöst durch unser Alltagsverhalten, essen wir zu viel, zu schnell, zu süß und zu fett. Der gesamte Verdauungstrakt und alle unsere Darmbewohner werden schwach und reagieren nur mehr langsam auf den Speisebrei. Ein natürliches Sättigungsgefühl bleibt aus, es gibt kein Halten mehr. Bitterstoffe können helfen. Sie befreien die

Schleimhäute des Darms von Ablagerungen, aktivieren ihre Oberfläche und verbessern das gesamte Darmklima. Der natürliche Gegenspieler von Süßem ist seit jeher der Bitterstoff. Vertrauen Sie darauf. So bekommen Sie Ihren Süßhunger unter Kontrolle und vermeiden Fettleibigkeit und eine Entgleisung des Blutzuckerspiegels.

Akne

20 g Mariendistel *(Silybum marianum)*
20 g Löwenzahn *(Taraxaci officinalis radix)*
20 g Wegwarte *(Cichorium intybus)*
10 g Berberitze *(Berberis vulgaris)*
Lassen Sie sich eine Mischung zu je gleichen Teilen dieser Bitterstoffe in der Apotheke anfertigen und verwenden Sie jeweils 2 Teelöffel dieser Mischung für eine Tasse Bittertee. Trinken Sie davon täglich eine Tasse vor den Mahlzeiten.

Wie Bitterstoffe helfen
Wer kennt sie nicht, die unliebsamen Verstopfungen der Talgdrüsen in der Pubertät. Aber auch im Erwachsenalter leiden viele Menschen, verursacht durch enorme Verschmutzung der Luft und falsches Essen, an Akne. Wenn die Haut entzündet ist, muss man aber immer ganzheitlich denken. Meist ist zuerst die Darmschleimhaut betroffen und zeigt ihren Schaden an der äußeren Haut des Menschen. Lenkt man zuerst den Fokus auf die Darmreinigung, gelingen äußere Anwendungen besser beziehungsweise erübrigen sich. Hier hilft der bereits vorgestellte Universalbittertee. Auch fermentierte Bitterkräuter (Alpinking), wie

wir sie zubereiten, wirken Wunder an der Haut. Ebenso der altbekannte Schwedenbitter des Schweizer Arztes Paracelsus. Da sowohl die Zunge, der Gaumen als auch die Darmschleimhaut Bitterstoffrezeptoren besitzen, gelingt eine rasche Erkennung bitterer Stoffe durch unseren Körper. Ganz allgemein sind wässrige Zubereitungen einer alkoholischen vorzuziehen. Zu viel Alkohol trocknet die Haut aus.

Allergien

Ingwertee

Ein großes Stück Ingwer (Bioqualität), ½ l Wasser

Das Ingwerstück schälen und in dünne Scheiben schneiden. Mit abgekochtem Wasser übergießen, etwas ziehen lassen, schluckweise trinken.

Schwedentee, hier die wichtigsten Zutaten:

Angelikawurzel *(Angelicae radix)*
Enzianwurzel *(Gentianae radix)*
Kalmuswurzel *(Calami radix)*
Kardamom *(Elettaria cardamomum)*
Kurkuma *(Curcuma longa)*
Salbei *(Salvia officinalis)*
Tausendgüldenkraut *(Centaurii herba)*
Wermut *(Absinthii herba)*
Zimtrinde *(Cinnamomi cortex)*
Zitwerwurzel *(Zedoriae rhizoma)*

Die Kräutermischung variiert, da jede Apotheke auf andere Kräuter schwört.

Wie Bitterstoffe helfen
Der allbekannte Schwedenbitter ist bei Allergien das Mittel der Wahl. Die Wirkung erklärt sich aus dem Umstand, dass Bitterstoffe eine rasche antiallergische Immunantwort begünstigen.

Nimmt die Reaktionsfähigkeit des Immunsystem gegenüber körperfremden, aber an sich ungefährlichen Stoffen der Nahrung ab, sprechen wir von Allergien. Sie können spontan (z.B. gegen Nüsse) oder langsam (bei Übersäuerung) auftreten. Übersäuerung (Azidose) ist eine verbreitete Stoffwechselstörung, die als typische Zivilisationskrankheit merklich zunimmt. Sie ist für viele Beschwerden (Rheuma, Gicht, Haarausfall, Hauterkrankungen, Müdigkeit, Kopfweh, mangelhafte Durchblutung, Neurodermitis etc.) und gehäuft auch für Allergien verantwortlich. Zunehmend finden wir auch allergische Reaktionen auf Spritzmittel und Hormone belasteter Lebensmittel. Eine gestärkte Darmschleimhaut ist die beste Voraussetzung, gegen allergische Reaktionen weitgehend geschützt zu sein. Der weitverbreitete Schwedenbitter ist ein guter Helfer.

Anämie (»Blutarmut«)

Bertramwurzeltee

10 g Bertramwurzel *(Anacyclus pyrethrum cortex)*
10 g Quendel *(Thymus pulegioides)*
Verwenden Sie jeweils 2 Teelöffel dieser Mischung für eine Tasse Bittertee. Trinken Sie davon täglich eine Tasse vor den Mahlzeiten.

Bertram ist eine weitverbreitete Pflanze im Mittelmeerraum. Sie gleicht im Aussehen und Wuchs der Kamille. Bertram gilt neben Galgant und Quendel als sehr wichtiges Gewürz in der Hildegard-von-Bingen-Küche. Er kann in fast allen Speisen problemlos mitgekocht oder auch nachträglich aufgestreut werden. Bertram sollte in der Küche ein fixer Gewürzbestandteil sein. Für unterwegs eignen sich die Tabs (gepresstes Pulver) besonders gut.

Bittertee für jeden Tag

25 g Angelikawurzel *(Angelicae radix)*
25 g Enzianwurzel *(Gentianae radix)*
25 g Schafgarbenkraut *(Millefolii herba)*
25 g Schalen von Bitterorangen *(Aurantii pericarpum)*
25 g Tausendgüldenkraut *(Centaurii herba)*
Lassen Sie sich eine Mischung zu je gleichen Teilen dieser Bitterstoffe in der Apotheke anfertigen und verwenden Sie jeweils 2 Teelöffel dieser Mischung für eine Tasse Bittertee. Trinken Sie davon täglich eine Tasse vor den Mahlzeiten.

Wie Bitterstoffe helfen

Unter dem Begriff Anämie verbergen sich zahlreiche Mangelzustände. Meist meinen wir aber damit den Mangel an roten Blutkörperchen, die unverzichtbaren Sauerstofftransporter, welche den Sauerstoff von der Lunge in den ganzen Körper bringen. Fehlt uns das essenzielle Vitamin B_{12}, sprechen wir von perniziöser Anämie. Dann ist es höchste Zeit, das Magen-Darm-Klima wieder in Ordnung zu bringen. Wer völlig auf Fleisch verzichtet (Fleisch ist eine B_{12}-Quelle) oder lange Zeit sogenannte Magenschutzmedikamente (z.B. Pantoprazol) zu sich nimmt (B_{12} kann im Magen nicht freigesetzt werden), bekommt eine perniziöse Anämie. Vertrauen Sie auf Bitterstoffe, sie verbessern der Sauerstofftransport, schützen vor unangenehmem Sodbrennen (häufiger Grund für »Magenschutz«-Medikation) und verbessern die Schleimhautbeschaffenheit des Darms. Hier hilft der Schwedenbitter. Auch eine Mischung aus Galgant, Kardamom, Schwarzem Pfeffer und Granatapfelsamen regt das schwache »Verdauungsfeuer« an und wirkt Anämie entgegen. Ebenso fermentierte Bitterkräuterzubereitungen.

Appetitlosigkeit

Appetittee

20 g Wermut *(Absinthii herba)*
20 g Pfefferminze *(Menthae piperitae folium)*
Man mischt die Kräuter und überbrüht davon einen gehäuften Teelöffel mit 250 ml (große Tasse) heißem Wasser. Lassen Sie den Tee 5 Minuten ziehen. Süßen kann man mit Honig, Ahornsirup oder Birkenzucker.

Ebenso hilft eine Teezubereitung aus dem Benediktenkraut:
25 g Benediktenkraut
Überbrühen Sie dazu das Benediktenkraut mit kochendem Wasser. Lassen Sie den Tee 3–5 Minuten ziehen und trinken Sie 2 Tassen täglich.

Wie Bitterstoffe helfen
Häufig zeigt sich bei uns Appetit als unstillbarer Heißhunger nach süßer und fetter Nahrung, und Appetitlosigkeit scheint

uns ein günstiger Umstand, rasch abnehmen zu können. Aber Vorsicht, keinen Appetit zu haben, macht krank. Guter Appetit ist ein Zeichen guter Gesundheit, und erst bei Stress und psychischer Belastung geht er merklich verloren. Bitterstoffe können hier helfen. Sie steuern einerseits die Verdauungssekrete und helfen, krankhafte Störungen, wie etwa die Magersucht (*Anorexia nervosa*) oder die Ess-Brechstörung (*Bulimia nervosa*), zu mildern.

Arterielle Durchblutungsstörung

25 g Andorn *(Marrubium vulgare)*
40 g Weißdornblüten *(Crataegi flos)*
30 g Hopfen *(Lupuli strobulus)*
1 MS Cayennepfeffer *(Capsicum annuum),* etwas Honig zum Süßen
Cayennepfeffer enthält viele scharfe Stoffe wie zum Beispiel das Capsaicin. Stoffe, eben wie Capsaicin, binden im Körper an bestimmten Rezeptoren und führen dazu, dass der Mensch diese Stoffe als scharf wahrnimmt. Zusätzlich steigern die Rezeptoren bei Stimulation die Durchblutung.

Lassen Sie sich eine Mischung zu je gleichen Teilen dieser Bitterstoffe in der Apotheke anfertigen und verwenden Sie jeweils 2 Teelöffel dieser Mischung für eine Tasse Bittertee. Trinken Sie davon täglich eine Tasse vor den Mahlzeiten.

Wie Bitterstoffe helfen
Kalte Hände und Füße sind ein untrügliches Anzeichen einer schlechten Durchblutung. Bitterstoffe können helfen, sowohl

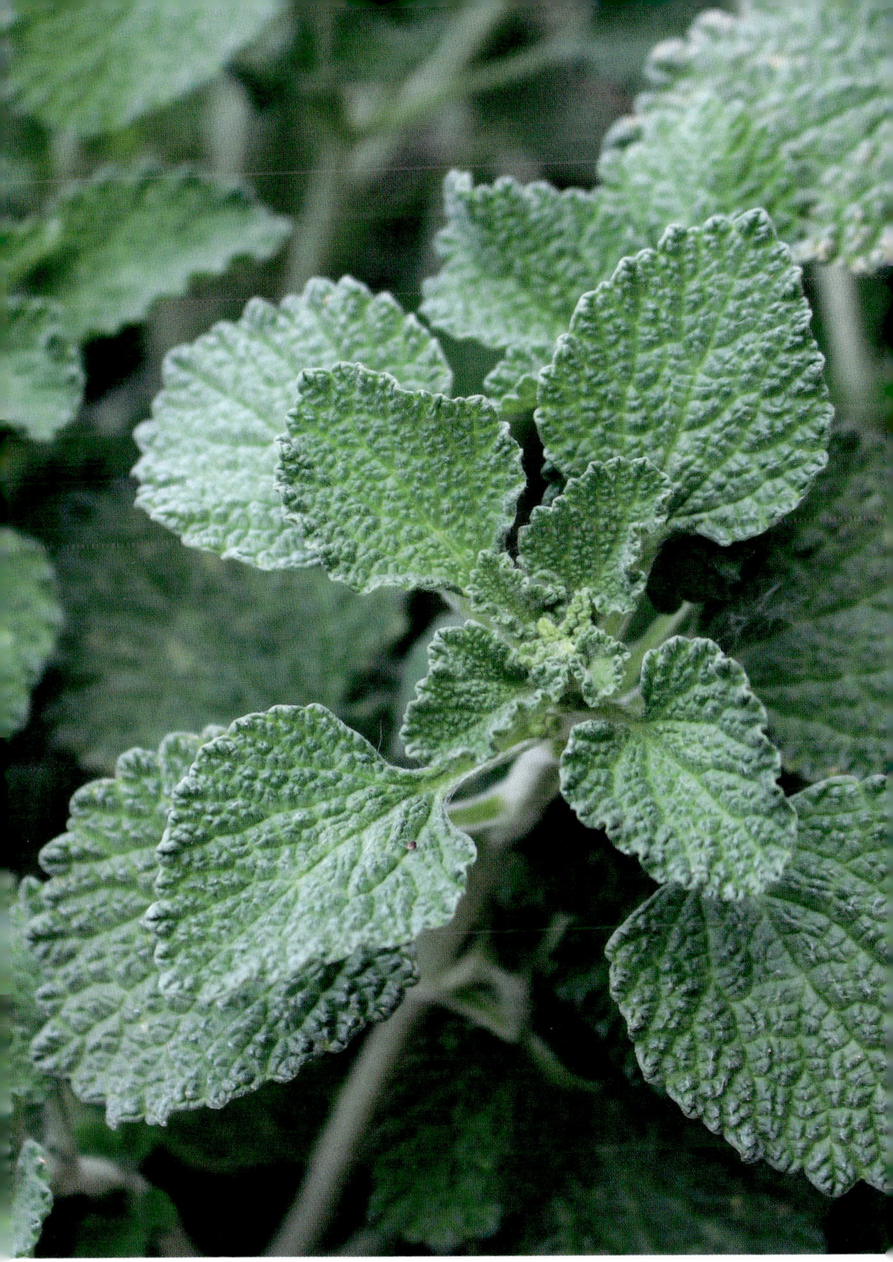

^ Andorn – für Magen und Darm unverzichtbar.

das arterielle wie auch das venöse Blutsystem auszugleichen. In der europäischen Phytotherapie wird stets die Schafgarbe genannt. Die tibetische Medizin verwendet zur Unterstützung einer gesunden Durchblutung natürliche Kampfer-Rezepturen in der Kombination mit Myrobalanenfrüchten. *Gabur 25* verbessert die periphere Durchblutung, wirkt gefäßtonisierend, antientzündlich und fängt Radikale ab. Kalte Bäder, Kneippkuren und Massagen verbessern ebenfalls die Durchblutung und sorgen in der Folge für warme Hände und Füße.

Bluthochdruck wird meist durch die Niere ausgelöst. Bitterstoffe wirken positiv auf die Ausscheidungsfunktion der Niere.

Asthma bronchiale

Asthmatee

1 MS Kurkuma *(Curcuma longa)*
25 g Lungenkraut *(Pulmonaria officinalis)*
25 g Ehrenpreis *(Veronica officinalis)*
25 g Hagebutte *(Rosa canina)*
25 g Spitzwegerich *(Plantaginis lanceolatae folium)*
Dazu etwas Knoblauchsaft und Honig geben.

Alle Bestandteile in eine Tasse abgekochtes Wasser geben, bzw. mit heißem Wasser überbrühen, etwas ziehen lassen und dann den Tee schluckweise trinken.

Wie Bitterstoffe helfen

Unter Asthma bronchiale (von altgriechisch ασθμα = asthma, Atemnot) versteht man eine chronisch-entzündliche Erkrankung der Atemwege mit dauerhaft bestehender Überempfindlichkeit. Etwa 5 % der Bevölkerung sind betroffen, Tendenz steigend. Wer an der Lunge leidet, muss stets auch an den Dickdarm denken. Das empfehlen alle asiatischen Ganzheitsmediziner.

Eine Entsäuerung mit Heilerde (1 Messerspitze Heilerdepulver auf eine Tasse warmes Wasser) verbessert die Teewirkung. Geht es dem Darm gut, geht es der Lunge gut, betonen tibetische Ärzte.

Azidose (Übersäuerung)

Bittertee für jeden Tag

25 g Angelikawurzel *(Angelicae radix)*
25 g Enzianwurzel *(Gentianae radix)*
25 g Schafgarbenkraut *(Millefolii herba)*
25 g Schalen von Bitterorangen *(Aurantii pericarpum)*
25 g Tausendgüldenkraut *(Centaurii herba)*

Lassen Sie sich eine Mischung zu je gleichen Teilen dieser Bitterstoffe in der Apotheke anfertigen und verwenden Sie jeweils 2 Teelöffel dieser Mischung für eine Tasse Bittertee. Trinken Sie davon täglich eine Tasse vor den Mahlzeiten.

Wie Bitterstoffe helfen

Bitterstoffe stellen neben Basenpulver eine aktive Basentherapie dar, weil sie die basophilen Drüsen im Verdauungstrakt anregen, ein basisches Milieu im Darm zu erzeugen. Der Bittertee für jeden Tag schafft hier Abhilfe. Vermeiden Sie bei Azidose auch kohlensäurehaltige Getränke und trinken Sie vermehrt warmes, abgekochtes Wasser.

Bauchspeicheldrüse

Antidiabetes Tee

25 g Spitzwegerich *(Plantaginis lanceolatae folium)*
25 g Süßholzwurzel *(Glycyrrhiza glabra radix)*
25 g Rosmarinblätter/-zweig *(Rosmarini folium)*
25 g Salbeiblätter *(Salviae folium)*
25 g Mariendistel *(Silybum marianum)*
Einen Rosmarinzweig (etwa 25 g) und die anderen Rohstoffe mit einer Tasse Wasser überbrühen und 5 Minuten ziehen lassen. Süßen Sie den Tee nach Wunsch mit Honig.

Wie Bitterstoffe helfen
Die Bauchspeicheldrüse produziert verschiedene Verdauungsenzyme, steuert die Insulinproduktion und reguliert den Blutzuckerspiegel. Bitterstoffe verbessern die Enzymleistungen und hemmen den Süßhunger.

Bindegewebe

Cellulite-Tee

30 g Ackerschachtelhalm *(Equisetum arvense)*
30 g Brennnesselblätter *(Urticae folium)*
30 g Löwenzahnwurzel *(Taraxaci officinalis radix)*
30 g Zinnkraut *(Equiseti herba)*
Lassen Sie sich eine Mischung zu je gleichen Teilen dieser Bitterstoffe in der Apotheke anfertigen und verwenden Sie jeweils 2 Teelöffel dieser Mischung für eine Tasse Bittertee. Trinken Sie davon täglich 2–3 Tassen über den Tag verteilt.

Wie Bitterstoffe helfen
Bindegewebeschwächen sind ein Zeichen starker Übersäuerung des Gewebes. Das Gewebe verliert seine Elastizität, damit nimmt seine Filterfähigkeit ab. Bitterstoffe straffen das Bindewebe von innen. Basentherapien und Bittertherapien sollten hier Hand in Hand gehen. Besonders magnesium-, kalzium- und kieselsäurehaltige Kräuter helfen.

Blasenentzündung

Blasentee
20 g Birkenblätter *(Betulae folium)*
20 g Maisgriffel *(Maydis stigma)*
20 g Käsepappel *(Malvae sylvestris)*
50 g Bärentraubenblätter *(Uvae ursi folium)*
Die Mischung mit einer Tasse kochendem Wasser übergießen, mindestens 10, max. 20 Minuten ziehen lassen, 3 x täglich eine Tasse trinken.

Wie Bitterstoffe helfen
Eine Blasenentzündung ist eine Entzündung der Blasenschleimhaut. Die Blase wird durch pathogene Bakterien fehlbesiedelt und löst einen Harnwegsinfekt aus. Diese Bakterien werden vom Darmausgang (Enddarm, After) – wo sie natürlicherweise vorkommen – in die an sich keimfreien Harnwege verschleppt. Dort breiten sie sich aus, es kommt zu einer Entzündung. Die typischen Symptome einer Blasenentzündung sind häufiger Harndrang und Schmerzen beim Wasserlassen. Bei Frauen dient das saure Scheidenmilieu als schützende Barriere gegen die Bak-

terien und Pilze (Candidosen) und verhindert so aufsteigende Blasenentzündungen. Frauen mit Neigung zu Blasenentzündung sollten auf ein gesundes Vaginalschleimhautmilieu achten.

Blutergüsse

Venenbrei, äußerlich

100 g Beinwellwurzel *(Consolidae plv. radix)*
Die gepulverte Wurzel mit kochendem Wasser zu einem Brei verrühren. Nach dem Abkühlen auf ein Tuch streichen und auflegen.

Wie Bitterstoffe helfen
Stumpfe Verletzungen ohne Gelenkbeteiligung führen zu einer gestörten Blutzirkulation. Diese Störung zeigt sich in einem Bluterguss (Hämatom) bzw. einer Schwellung (Ödem). In der Regel baut sich der Erguss selbstständig ab und heilt komplikationslos aus. Bitterstoffe fördern den Abbau des Ergusses und beschleunigen die normale Blutzirkulation.

Colitis ulcerosa

Bittertee für jeden Tag

25 g Angelikawurzel *(Angelicae radix)*
25 g Enzianwurzel *(Gentianae radix)*
25 g Schafgarbenkraut *(Millefolii herba)*
25 g Schalen von Bitterorangen *(Aurantii pericarpum)*
25 g Tausendgüldenkraut *(Centaurii herba)*

Lassen Sie sich eine Mischung zu je gleichen Teilen dieser Bitterstoffe in der Apotheke anfertigen und verwenden Sie jeweils 2 Teelöffel dieser Mischung für eine Tasse Bittertee. Trinken Sie davon täglich 2–3 Tassen über den Tag verteilt nach dem Essen.

Wie Bitterstoffe helfen

Bei der Colitis ulcerosa handelt es sich um eine diffuse, meist chronische Entzündung der Dickdarmschleimhaut. Neben Autoimmunmechanismen wird auch eine genetische Disposition vermutet. Bitterstoffe sind hier besonders angesagt, da ihre zusammenziehende Wirkung die Schleimhaut stabilisieren und Entzündungen beseitigen hilft.

Morbus Crohn

30 g Blutwurz *(Potentillae radix)*
30 g Weihrauch *(Boswellia serrata)*
30 g Chebulische Myrobalane *(Terminalia chebulae)*

Lassen Sie sich eine Mischung zu je gleichen Teilen dieser Bitterstoffe in der Apotheke anfertigen und verwenden Sie jeweils 2 Teelöffel dieser Mischung für eine Tasse Bittertee. Trinken Sie davon täglich eine Tasse vor den Mahlzeiten.

Wie Bitterstoffe helfen

Morbus Crohn ist eine chronische Entzündung des Darms, die meist schubweise verläuft und in etwa 40 % der Fälle den Endabschnitt des Dünndarms befällt. Typische Symptome sind Bauchschmerzen und starke Durchfälle. Bitterstoffe wirken Entzündungen entgegen und normalisieren das Bakterienmilieu.

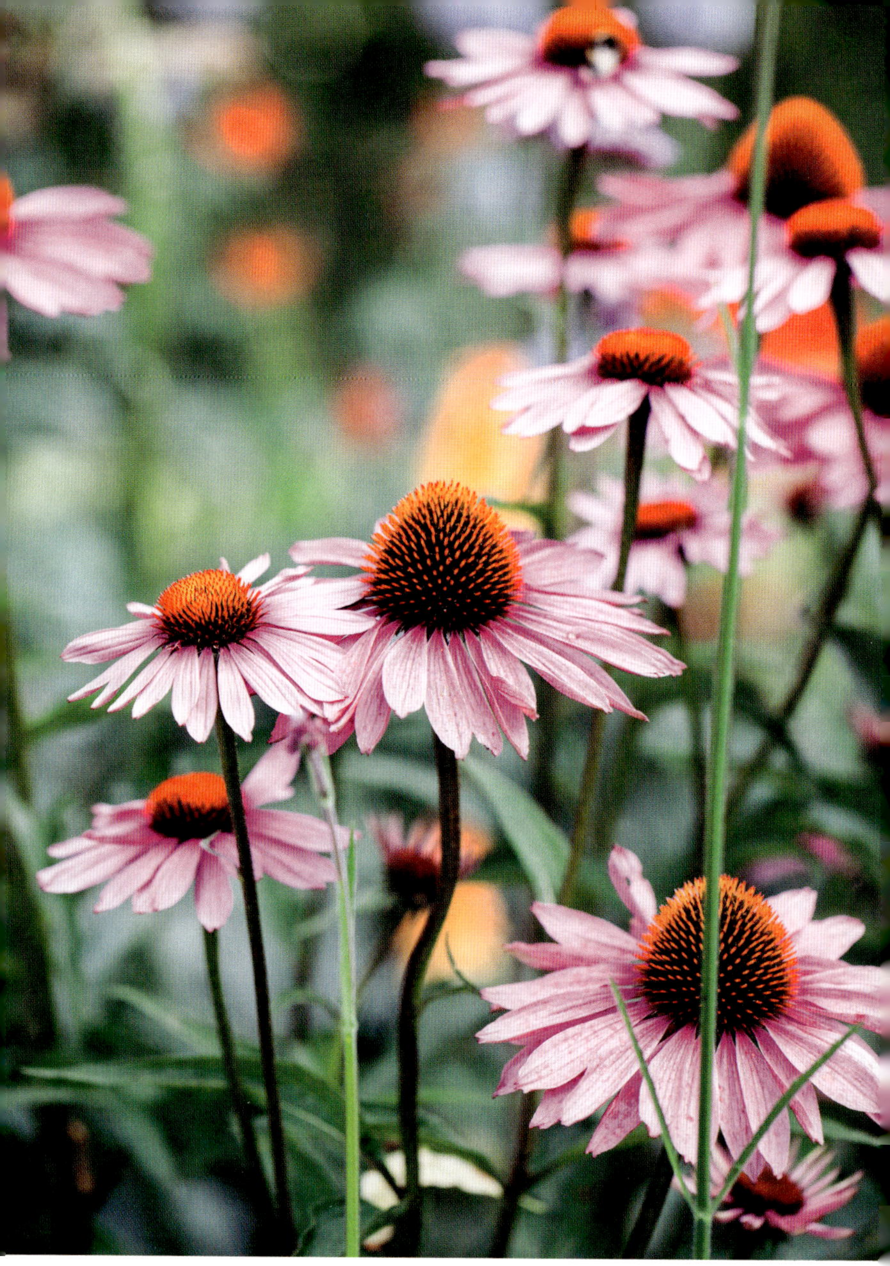

^ Der Sonnenhut kann bis zu 1,40 Meter hoch werden.

COPD (Chronisch obstruktive Lungenerkrankung)

Lungentee

50 g Süßholzwurzel *(Glycyrrhiza glabra radix)*

50 g Sonnenhut *(Echinaceae ang. herba)*

50 g Chebulische Myrobalane *(Terminalia chebulae)*

Lassen Sie sich eine Mischung zu je gleichen Teilen dieser Bitterstoffe in der Apotheke anfertigen und verwenden Sie jeweils 2 Teelöffel dieser Mischung für eine Tasse Bittertee. Trinken Sie davon täglich eine Tasse vor den Mahlzeiten.

Gabur (PADMA 28 active, synonym Basic/Circosan)

Gabur gehört zur Familie der tibetischen Kampfer-Rezepturen. Die einzelnen Zutaten ergänzen sich zu einem harmonischen Zusammenspiel. Die Pflanzenmischung fördert eine normale Funktion der Blutgefäße und der Durchblutung sowie des Immunsystems, trägt zum Schutz der Zellen vor oxidativem Stress bei und unterstützt die Vitalität. Gabur-Rezepturen regenerieren angegriffene Blutgefäße und das gesamte Lungengewebe.

1 Kapsel enthält: Isländisch Moos 40 mg, Amlafrüchte 35 mg, Myrobalanenfrüchte 30 mg, Terminalia Belliricafrüchte 30 mg, Kardamom 30 mg, Vitamin C 28 mg, Nelkenpfeffer 25 mg, Alantwurzel 25 mg, Marmelosfrüchte 20 mg, Kalziumsulfat 20 mg, Weißdornblüten und -blätter 15 mg, Süßholz 15 mg, Spitzwegerich 15 mg, Vogelknöterichkraut 15 mg, Gänsefingerkraut 15 mg, Gewürznelken 12 mg, Ingwer 10 mg, Herzgespannkraut 10 mg, Baldrian 10 mg, Gartenlattich 6 mg, Ringelblumenblüten 5 mg, natürlicher Kampfer 4 mg.

Wie Bitterstoffe helfen

Unterschieden werden Bitterrezepturen bei trockenem und schleimartigem Husten. Bei trockenem Husten kommen schleimhaltige Pflanzen zum Einsatz, sog. Muzilaginosa. Sie wirken reizmildernd, antientzündlich und auswurffördernd. Häufig genannt werden Spitzwegerich, Eibischwurzel, Malve, Isländisch Moos und Huflattich. Bei Husten mit Auswurf werden Pflanzen, welche ätherische Öle oder Saponine enthalten, eingesetzt. In vielen dieser Rezepturen finden sich Auszüge aus Thymian, Kiefer, Fichte, Bibernelle, Efeu, Schlüsselblume und Eukalyptus. Die tibetische Medizin setzt auf eine Myrobalanenmischung. Die Pflanzenmischung fördert eine normale Funktion der Blutgefäße der Lunge und stärkt die Durchblutung.

Depressionen

Entspannungstee

50 g Johanniskraut *(Hypericum perforatum)*
50 g Hopfen *(Lupuli strobulus)*
50 g Walnussblätter *(Juglans folium)*
30 g Enzianwurzel *(Gentianae radix)*

Lassen Sie sich eine Mischung zu je gleichen Teilen dieser Bitterstoffe in der Apotheke anfertigen und verwenden Sie jeweils 2 Teelöffel dieser Mischung für eine Tasse Bittertee. Trinken Sie davon täglich eine Tasse vor den Mahlzeiten.

Wie Bitterstoffe helfen

Von Depression sprechen wir, wenn eine Gemütsstörung sich über einen längeren Zeitraum nicht verbessert und wiederkehrend die Psyche negativ beeinflusst. Ein unausgewogenes Darmmilieu verschlechtert den Zustand. Bitterstoffe setzen hier erste Heilungsimpulse.

Durchfall

Stopftee

50 g Heidelbeere getrocknet *(Myrtilli fructus)*

Einen Esslöffel der getrockneten Heidelbeeren mit einer Tasse heißem Wasser überbrühen und 30 Minuten ziehen lassen, dann schluckweise trinken.

Durchfallkekse

5 g Muskatnusspulver *(Myristica fragrans)*
50 g Tormentillwurzelpulver *(Tormentillae radix)*
50 g Spitzwegerichkrautpulver *(Plantago lanceolata)*
200 g Affenbrotbaumpulver *(Adansonia digitata)*
200g Mehl Typ 405
5 Eidotter (oder Ei)

Besorgen Sie sich die Kräuter, welche Sie nicht in der Küche vorrätig haben, aus der Apotheke oder dem Fachhandel. Bei Durchfall essen Sie 3 x täglich ein Keks.

Wie Bitterstoffe helfen

Eidotter in einer Schüssel 5 Minuten schaumig rühren, dann die Kräuterpulver und das Affenbrotbaum-Mehlgemisch zugeben und die Masse zu einem Teig kneten. Den Teig anschließend zu kleinen Keksen formen, auf einem Backblech für 15 Minuten bei 100° C backen.

Dyspepsie (Verdauungsstörung)

Tee bei Verdauungsstörungen

15 g Wermut *(Absinthii herba)*

25 g Schafgarbenkraut *(Millefolii herba)*

25 g Schalen von Bitterorangen *(Aurantii pericarpum)*

25 g Tausendgüldenkraut *(Centaurii herba)*

Lassen Sie sich eine Mischung dieser Bitterstoffe in der Apotheke zubereiten und verwenden Sie jeweils 2 Teelöffel für eine Tasse Bittertee. Trinken Sie davon täglich eine Tasse nach den Mahlzeiten.

Wie Bitterstoffe helfen

Unter einer Dyspepsie versteht man eine Verdauungsstörung im Oberbauch mit Blähungen. Auch allgemeine Stuhlgangsprobleme und frühes Sättigungsgefühl bzw. Völlegefühl nach der Mahlzeit begleiten diese Störung.

Entgiften (Leberreinigung)

50 g Mariendistelfrüchte *(Cardui mariae fructus)*

30 g Pfefferminze *(Menthae piperitae folium)*

Einen Esslöffel der Bittermischung mit warmem Wasser (etwa eine Tasse) überbrühen, 30 min ziehen lassen und nach dem Essen schluckweise trinken.

Wie Bitterstoffe helfen

Der gesunde Darm benötigt Unterstützung. Um den Darm sanft zu reinigen, empfehle ich eine Trinkkur mit reinem Trinkmoor oder mit Kräutermoor-Zubereitungen. In Jahrmillionen sind in einem Feuchtmoor Pflanzenreste in hochwertige Moorprodukte umgebaut worden.

Pflanzensäuren wie Huminsäure und zahlreiche Spurenelemente wie Eisen, Kalium, Magnesium, Zink, Kupfer, Chrom und Molybdän des Moors regulieren den Säure-Basen-Haushalt und regenerieren die Darmschleimhaut. Ein Tee aus dieser Bittermischung hilft dem Körper bei seiner Arbeit

Erbrechen (Magenbrennen)

10 g Fenchelfrüchte *(Foeniculi fructus)*
10 g Kümmelfrüchte *(Carvi fructus)*
10 g Anisfrüchte *(Anisi fructus)*
10 g Kümmel *(Carum carvi)*
30 g Kalziumkarbonat
10 g Kardamom *(Elettaria cardamomum)*
10 g Färberdistelblüten *(Carthami flos)*
10 g Granatapfelsamen *(Punica granatum semen)*
10 g Langer Pfeffer *(Piper longum)*
Lassen Sie sich eine Mischung dieser Bitterstoffe in der Apotheke zubereiten und verwenden Sie jeweils 1 Teelöffel für eine Tasse Bittertee. Trinken Sie davon täglich eine Tasse nach den Hauptmahlzeiten.

Wie Bitterstoffe helfen
Bitterstoffe setzen feine Impulse an der Magenschleimhaut, wirken abschwellend, entzündungshemmend und beruhigend. Ergänzend sind fetthaltige und zu scharfe Speisen zu meiden.

Fieber

Fiebertee

20 g Weidenrinde *(Salix purpurea radix)*
20 g Enzianwurzel *(Gentianae radix)*
20 g Fieberkleeblätter *(Menyanthidis folium)*
10 g Wasserdostkraut *(Herba eupatorii cannabini)*
10 g Rosmarinblätter *(Rosmarini folium)*
Von dieser Teemischung 2 Teelöffel mit heißem Wasser überbrühen. Täglich 2–3 Tassen schluckweise trinken.

Wie Bitterstoffe helfen
Steigt die Körpertemperatur über die Normalwerte hinaus, spricht man von Fieber. Der Fieberschub ist Teil der Abwehrreaktion gegen schädliche Einflüsse wie eingedrungene Krankheitserreger und stellt eine normale Immunreaktion dar.

Gallenblasenentzündung

Bittertee für die Gallenblase

25 g Löwenzahnwurzel *(Taraxaci officinalis radix)*
25 g Mariendistelfrüchte *(Cardui mariae fructus)*
25 g Boldoblätter *(Boldo folium)*
25 g Pfefferminze *(Menthae piperitae folium)*
25 g Kurkuma *(Curcuma longa)*
Lassen Sie sich eine Mischung dieser Bitterstoffe in der Apotheke zubereiten und verwenden Sie jeweils 2 Teelöffel für eine Tasse Bittertee. Trinken Sie davon täglich eine Tasse nach den Mahlzeiten.

Wie Bitterstoffe helfen
Anatomisch betrachtet befinden sich die Gallengänge in der Leber. Die Gallenblase liegt außerhalb der Leber und stellt das Vorratsgefäß für die Gallenflüssigkeit dar. Bereits in den Gallengängen kann es durch Viren und Bakterien zu Entzündungen kommen. Ein Rückstau führt zur Gelbsucht. Bitterstoffe sind unverzichtbar für den geregelten Gallenfluss.

Gastritis

20 g Fenchel *(Foeniculi flos)*
20 g Kamille *(Chamomillae flos)*
10 g Süßholzwurzel *(Glycyrrhiza glabra radix)*
10 g Melisse *(Melissae folia)*
10 g Kalmuswurz *(Calami radix)*
10 g Käsepappel *(Malvae folia)*
Dieser Tee hilft bei Übelkeit und Gastritis. Ein Esslöffel der Mischung wird mit heißem Wasser überbrüht und mehrmals täglich schluckweise getrunken.

Wie Bitterstoffe helfen
Übelkeit kann viele Ursachen haben. Falsche Ernährung, Alkohol- oder Medikamentenmissbrauch, aber auch Unverträglichkeiten und Histaminintoleranz.

Die Gastritis begleitet unser tägliches Leben auf der Überholspur. Zeigt sich Übersäuerung als Magenbrennen, gilt es, rasch zu handeln. Bitterstoffe helfen akkurat und ohne Nebenwirkungen.

Gicht

25 g Löwenzahnwurzel *(Taraxaci officinalis radix)*
25 g Mariendistelfrüchte *(Cardui mariae fructus)*
25 g Boldoblätter *(Boldo folium)*
25 g Pfefferminze *(Menthae piperitae folium)*
25 g Kurkuma *(Curcuma longa)*
Lassen Sie sich eine Mischung dieser Bitterstoffe in der Apotheke zubereiten und verwenden Sie jeweils 2 Teelöffel für eine Tasse Bittertee. Trinken Sie davon täglich 1–2 Tassen über den Tag verteilt.

Wie Bitterstoffe helfen
Wenn wir zu viel Fleisch und tierisches Eiweiß essen, entsteht vermehrt Harnsäure. Sie begünstigt die Ausbildung von Gicht. Hier hilft basenreiche Ernährung in Kombination mit Bitterstoffen. Auch lohnt es, Alkohol und Bohnenkaffee zu meiden. Drei Tipps kann man sich merken: 1) Der Bauch muss weg, 2) purinreiche- und fruchtzuckerreiche Nahrung muss vom Teller verdammt werden und 3) durch Bitterstoffe ersetzt werden.

Haarausfall

10 g Ginkgoblätter *(Ginkgo biloba folium)*
10 g Thymian *(Thymus vulgaris)*
10 g Rosmarinblätter *(Rosmarini folium)*
10 g Brennnesselwurzel *(Urticae radix)*
10 g Lavendelzweige *(Lavandula officinalis)*
10 g Bockshornkleesamen *(Trigonella foenum-graecum semen)*

Lassen Sie sich eine Mischung dieser Bitterstoffe in der Apotheke zubereiten und verwenden Sie jeweils 2 Teelöffel für eine Tasse Bittertee. Trinken Sie davon täglich 1–2 Tassen über den Tag verteilt.

Wie Bitterstoffe helfen

Diffuser Haarausfall kann unterschiedlichste Ursachen haben. Häufig tritt er als Folge von Stressereignissen, einseitiger Ernährung oder hormonellen Schwankungen auf. Meistens geht er mit einer starken Übersäuerung (Azidose) einher. Fehlen Basen zu Abpufferung von Säuren, kommt es zu Haarwurzelschäden. Von einem krankhaften Haarausfall (Alopezie) spricht man, wenn über einen längeren Zeitraum pro Tag mehr als 100 Haare ausfallen. Bitterstoffe bauen Säureüberschuss ab und wirken so Haarausfall entgegen.

Hämorrhoiden

25 g Hirtentäschelkraut *(Capsella bursa-pastoris)*
25 g Gemeine Kamille *(Matricaria chamomilla)*
25 g Schlehdorn *(Prunus spinosa)*
25 g Schafgarbenkraut *(Millefolii herba)*
Lassen Sie sich diese Mischung in der Apotheke zubereiten und nehmen Sie jeweils 2 Teelöffel für eine Tasse Bittertee. Trinken Sie davon täglich eine Tasse vor den Mahlzeiten.

Wie Bitterstoffe helfen

Am unteren Ende des Mastdarms befindet sich ein Schwellkörper. Er besteht aus einem Geflecht von Arterien und Venen. Er liegt etwas oberhalb des Afters (Anus) und dichtet gemeinsam mit Arterien und Venen den Darmausgang ab. Zeigt dieser Schwellkörper blutige Entzündungen, spricht man von »Hämorrhoiden«. Bitterstoffe wirken zusammenziehend, blutstillend und entzündungshemmend.

Heißhunger

Bittertee gegen den Heißhunger

25 g Angelikawurzel *(Angelicae radix)*
25 g Enzianwurzel *(Gentianae radix)*
25 g Schafgarbenkraut *(Millefolii herba)*
25 g Schalen von Bitterorangen *(Aurantii pericarpum)*
25 g Tausendgüldenkraut *(Centaurii herba)*

Lassen Sie sich eine Mischung zu je gleichen Teilen dieser Bitterstoffe in der Apotheke anfertigen und verwenden Sie jeweils 2 Teelöffel dieser Mischung für eine Tasse Bittertee. Trinken Sie davon täglich eine Tasse vor den Mahlzeiten.

Wie Bitterstoffe helfen

Bitterstoffe sind hervorragend dafür geeignet, den Heißhunger auf Süßes zu bremsen. Ein alkoholischer Kräuterauszug aus Pomeranzenschalen, Ringelblume, Kamille, Süßholzwurzel, Tausendgüldenkraut, Schafgarbe, Löwenzahn, Wegwarte, Enzian und Artischockenherzen stillen das übermäßige Verlangen nach Süßem. Setzen Sie die Kräuter und Bitterstoffpflanzen zu je gleichen Teilen (20–25 Gramm) in 10–15 %igem Alkohol (1 l) an. Davon verwenden Sie 5 Tropfen auf eine Tasse abgekochtes, warmes Wasser.

Heiserkeit

50 g Süßholzwurzel *(Glycyrrhiza glabra radix)*
50 g Sonnenhut *(Echinaceae ang. herba)*
50 g Chebulische Myrobalane *(Terminalia chebulae)*
Lassen Sie sich eine Mischung zu je gleichen Teilen dieser Bitterstoffe in der Apotheke anfertigen und verwenden Sie jeweils 2 Teelöffel dieser Mischung für eine Tasse Bittertee. Trinken Sie davon täglich 1–2 Tassen bei Bedarf.

Wie Bitterstoffe helfen
Betroffen ist bei Heiserkeit die Rachenschleimhaut, sie wird durch Bitterstoffe regeneriert.

Osteoporose

Osteoporosetee
25 g Löwenzahnwurzel *(Taraxaci officinalis radix)*
25 g Ackerschachtelhalm *(Equisetum arvense)*
25 g Brennnesselblätter *(Urticae folium)*
25 g Schafgarbenkraut *(Millefolii herba)*
25 g Labkraut *(Galium verum)*
Lassen Sie sich diese Mischung in der Apotheke zubereiten und nehmen Sie jeweils 2 Teelöffel für eine Tasse Bittertee. Trinken Sie davon täglich 1 bis 2 Tassen zu den Mahlzeiten.

Wie Bitterstoffe helfen
Osteoporose (Knochenschwund) ist eine Störung im Knochenstoffwechsel. Häufig sind ältere Personen betroffen, bei denen

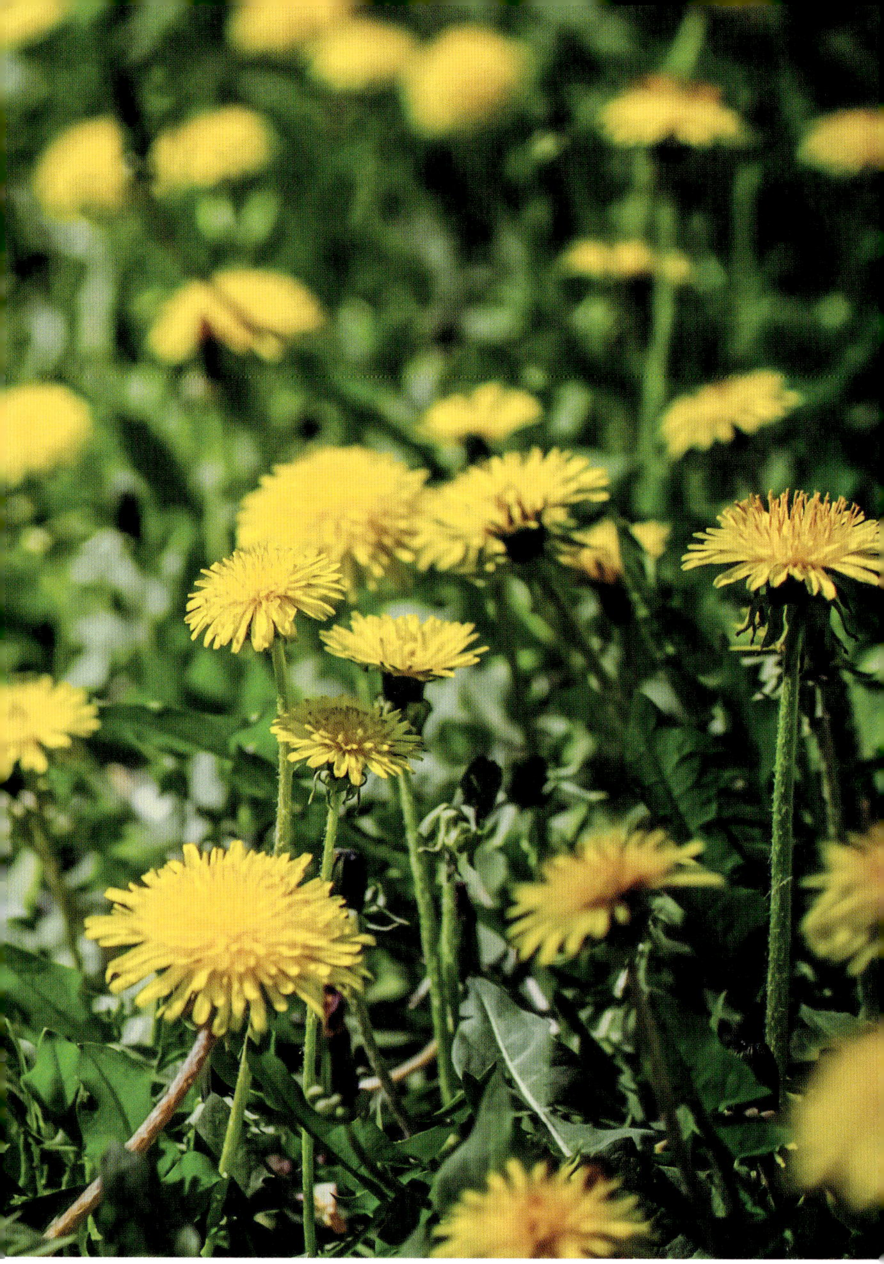

^ Der Löwenzahn verkörpert das leibhaftige gewordene Sonnenlicht.

die Knochen zu Frakturen neigen. In Deutschland leiden Millionen Menschen daran, besonders ältere Frauen. Zahlreiche Natur- und vor allem Bitterstoffe beugen Osteoporose vor oder mindern zumindest die Beschwerden. Die Erfahrungsheilkunde nennt häufig Pflanzen aus der Traditionellen Chinesischen Medizin. Chinesische Beerentraube (*Schizandra chinensis*), Schwarzkümmelöl (*Nigella sativa*), Traubensilberkerzen und Astragalus (*Astragalus membranaceus*) oder das Baikalhelmkraut (*Scutellaria baicalensis*) sind als Osteoporosepflanzen bekannt.

Parodontose

Salbeitee

3 g Salbeiblätter

Die fein geschnitten Salbeiblätter mit 150 ml kochendem Wasser übergießen und 10 min ziehen lassen, abseihen und schluckweise mit etwas Honig trinken. Als Gurgellösung warm mit einigen Tropfen Teebaumöl 3–5 min im Mund hin und her spülen, bei Nachtschweiß kalt trinken. Zwickt der Magen, lassen Sie den Salbeitee kürzer ziehen (nur etwa 5 min).

Wie Bitterstoffe helfen

Als Zahnfleisch (Gingiva) gilt der Teil der Mundschleimhaut, der den Zahn am Hals umhüllt. Das Zahnfleisch bildet eine wichtige Barriere zwischen dem Mundraum und dem Kieferknochen. Paropathogene Bakterien führen zu Entzündungen des Zahnfleischs und begünstigen den Knochenschwund. Bitterstoffe straffen das Zahnfleisch, wirken antibakteriell und wundheilend.

Prämenstruelles Syndrom

25 g Frauenmantelkraut *(Alchemillae vulgaris herba)*
25 g Rotkleeblüten *(Trifolii pratensis flos)*
25 g Schafgarbenkraut *(Millefolii herba)*
25 g Johanniskraut *(Hypericum perforatum)*
25 g Brennnesselblätter *(Urticae folium)*
Lassen Sie sich diese Mischung in der Apotheke zubereiten und verwenden Sie jeweils 2 Teelöffel davon für eine Tasse Bittertee. Trinken Sie täglich 1–2 Tassen zu den Mahlzeiten.

Wie Bitterstoffe helfen
Die Menstruation ist ein Reinigungsprozess. Durch hormonelle Schwankungen und bei einem ungünstigen Säure-Basen-Verhältnis im Vaginalschleim kommt es zu den bekannten Symptomen wie seelische Überempfindlichkeit, Migräne oder schmerzhafte Blutung. Bitterstoffe wirken positiv auf die Unterleibsorgane und gleichen Hormonschwankungen aus.

Prostataentzündung (Prostatitis)

Yamswurzeltee

25 g Yamswurzelpulver *(Dioscera villosa)*
30 g Moorpulver
25 g Malvenblätter *(Malvae folium)*
25 g Weidenröschenpulver *(Epilobium parviflorum)*
40 g Kürbiskernextrakt *(Cucurbita pepo)*
Lassen Sie sich eine Mischung dieser Bitterstoffe in der Apotheke zubereiten und verwenden Sie jeweils 2 Teelöffel für eine Tas-

se Bittertee. Trinken Sie davon täglich 1–2 Tassen über den Tag verteilt. Unter www.joynaturals.at finden Sie eine besondere Yamsmischung als Zugabe zur täglichen Nahrung.

Wie Bitterstoffe helfen
Beim Mann ist eine gesunde Prostata vom hormonellen Gleichgewicht abhängig. Hier kann die Yamswurzel, gemischt mit anderen Bitterpflanzen, unterstützen. Stress, emotionale Erschöpfung und Burn-out verschlechtern die Funktion der Prostata. Yamswurzel steigert die Produktion von DHEA in den Nebennieren und wirkt hohem Cortisol (Stresshormon) entgegen.

Neben Stressereignissen konnten auch Bakterien, Chlamydien oder Pilze als Ursache dingfest gemacht werden. Häufiger Harndrang, Schmerzen beim Wasserlassen und Schmerzen im Dammbereich (perineale Schmerzen) zeigen die entzündlichen Veränderungen an. Heilt eine Prostataentzündung nicht vollständig aus, kann sie einen chronischen Verlauf nehmen.

Rheuma

Rheumatee

50 g Weidenrinde *(Salicis alba cortex)*
30 g Mädesüß *(Spirea ulmaria herba)*
20 g Holunderblüten *(Sambucus flos)*
Lassen Sie sich diese Mischung in der Apotheke zubereiten und verwenden Sie jeweils 2 Teelöffel dieser Mischung für eine Tasse Bittertee. Trinken Sie davon täglich eine Tasse vor den Mahlzeiten.

Wie Bitterstoffe helfen
Rheuma gilt als neue Volkskrankheit, der Begriff beschreibt eine Vielzahl an Krankheiten. Eine eindeutige Definition ist schwierig, da es sich um einen Formenkreis von rheumatoider Arthritis mit chronischer Ausprägung handelt. Bitterstoffe verbessern die Gelenkdurchblutung, wirken antientzündlich und abschwellend und führen Schadstoffe ab.

Schlafstörung

Schlaftee

50 g Baldrianwurzel *(Valeriana officinalis radix)*
25 g Melisse *(Melissae folia)*
10 g Johanniskraut *(Hypericum perforatum)*
25 g Hopfen *(Lupuli strobulus)*
10 g Lavendelzweige *(Lavandula officinalis)*
In jeder Hausapotheke sind diese Bitterkräuter vorrätig. Sollten sie fehlen, lassen Sie sich eine Mischung in der Apotheke zubereiten. Verwenden Sie jeweils 1 Teelöffel für eine Tasse Bittertee. Trinken Sie davon schluckweise 15 min vor dem Zubettgehen. Unter www.joynaturals.at finden Sie eine Flüssigrezeptur mit fermentiertem Hopfen. Trinken Sie davon 1 Messbecher vor dem Zubettgehen.

Wie Bitterstoffe helfen
Schlafstörungen sind weit verbreitet. Rund 15 % aller deutschen Erwachsenen leiden an einer behandlungsbedürftigen Schlafstörung. Synthetische Schlafmittel werden über den Blutkreislauf bis zum Gehirn transportiert und wirken dort lokal. In der

Traditionellen Chinesischen Medizin ist der gesunde Schlaf dem Dickdarm zugeordnet. Um die Dickdarmschleimhaut zu beruhigen, nehmen Sie Bittertinkturen oder Bittertees kurz vor dem Zubettgehen zu sich.

Zellulitis

Bittertee für jeden Tag

25 g Angelikawurzel *(Angelicae radix)*
25 g Enzianwurzel *(Gentianae radix)*
25 g Schafgarbenkraut *(Millefolii herba)*
25 g Schalen von Bitterorangen *(Aurantii pericarpum)*
25 g Tausendgüldenkraut *(Centaurii herba)*

Lassen Sie sich eine Mischung zu je gleichen Teilen dieser Bitterstoffe in der Apotheke anfertigen und verwenden Sie jeweils 2 Teelöffel für eine Tasse Bittertee. Trinken Sie davon täglich eine Tasse vor den Mahlzeiten.

Wie Bitterstoffe helfen

Zellulitis ist eine Degenerationserkrankung kollagener Fasern des Bindegewebes. Oftmals ausgelöst durch falsche Ernährung, zu viel Eiweiß und Fett, Rauchen und Alkohol. Bitterstoffe straffen die Haut von innen und verstärken den Faserschutz außen.

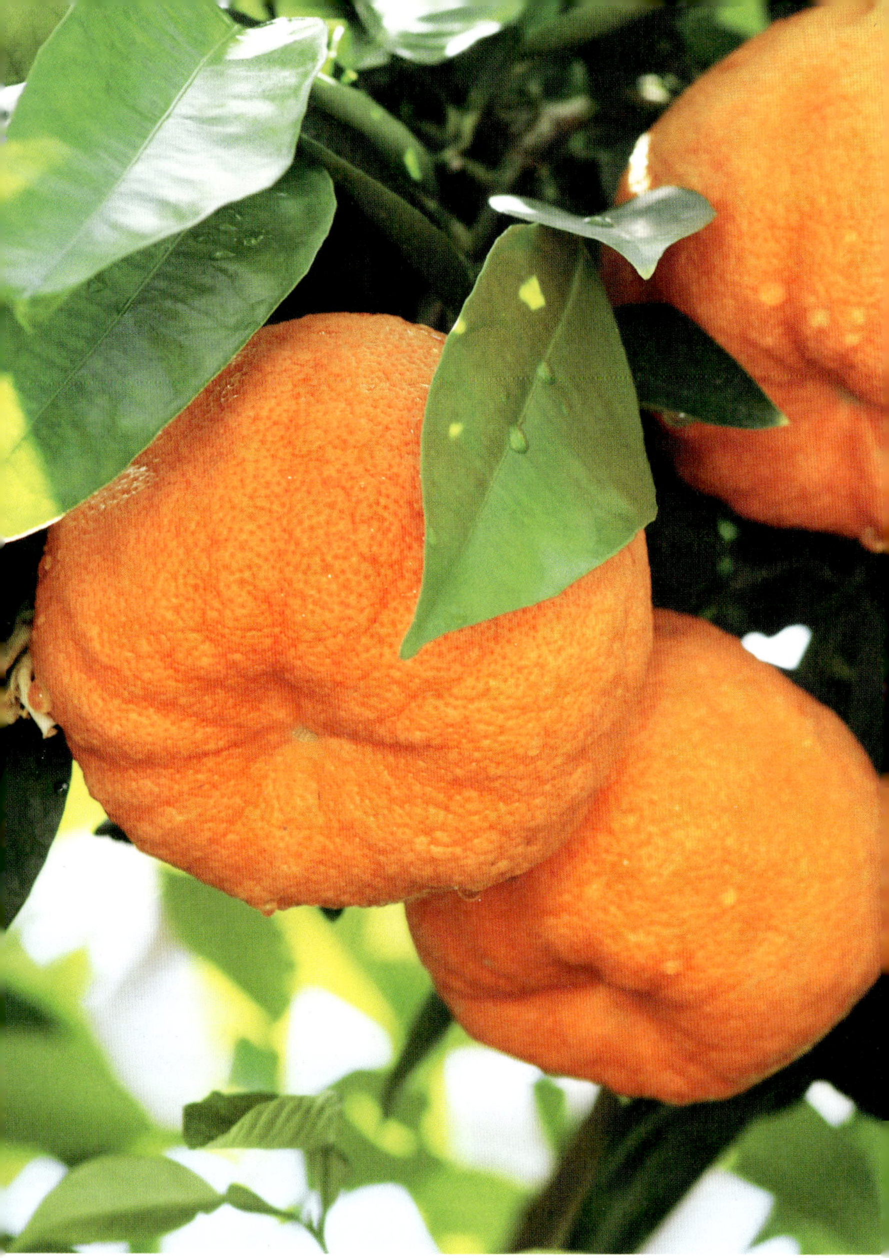

^ Die Pomeranze ist die bitterste Form der Orange.

Bitteres auf dem Teller – die neue Gesundheitsformel

Bitteres auf dem Teller ist für viele von uns ein »No-Go« und bei unseren Kindern können wir selten mit bitterem Gemüse oder Beilagen zu den Mahlzeiten punkten. Da und dort ist aber eine Trendwende erkennbar, und nicht selten wird diese durch Frauen- und Männerzeitungen, welche ein Kardinalthema ansprechen – unsere Idealfigur – eingeleitet. Wer träumt nicht von seiner Idealfigur, und viele wissen, Übergewicht ist nicht nur ein kosmetisches Problem, sondern eine ernsthafte Bedrohung für das Herz, die Gelenke und nicht selten für unsere gesamte Gesundheit. In unserer Konsumgesellschaft ist das Übergewicht eine zunehmend auch sichtbare Bürde geworden, und langsam macht sich Angst breit, chronisch zu erkranken.

Es gibt einen Ausweg aus diesem Dilemma, ich behaupte: Mit täglich Bitterstoffen in der Nahrung sind die Idealfigur und der Schutz vor chronischen Entzündungserkrankungen möglich. Bitterstoffe sind die neue Gesundheitsformel für uns alle, auch für unsere Kinder und Jugendlichen. Ist der Geschmack zunächst etwas ungewohnt, kann man sich gut auf Dauer darauf einstellen. Wichtiger Tipp: Beginnen Sie sanft mit der Umstellung!

Hier die fünf Punkte, auf die es ankommt:

- Den Umgang mit Bitterstoffen kann man lernen!
- Bitterstoffe täglich mit unserer Nahrung aufgenommen, regulieren den Appetit, geben uns rechtzeitig ein Zeichen, nur zu essen, wenn wir Hunger haben.
- Wer mehr Bitterstoffe in seine Nahrung einbaut, isst weniger kalorienreiche Lebensmittel und beugt damit Übergewicht vor.
- Bitterstoffe fördern die Fitness unserer Venen, machen Blutgefäße weich und flexibel, harmonisieren das Darmklima, stärken das gesamte Immunsystem und sind ein natürliches Anti-Aging für unsere Haut von innen heraus.
- Bitterstoffe beugen auch einer Volkskrankheit vor, welche im Mund lauert: der Parodontitis. Diese chronische Zahnfleischentzündung macht nicht nur an den Zahntaschen Probleme, sondern zerstört den gesamten knöchernen Zahnhalteapparat. Also Augen auf, Bitteres kann Leben retten.

Mit den nachfolgenden Rezepten können Sie einen ersten Einstieg in ein »bitteres« Leben wagen. Das Ergebnis wird Sie überzeugen. Gerichte mit einem hohen Bitterstoffanteil sind wahrlich eine neue »Gesundheitsformel«. Lassen Sie sich begeistern.

Bitteres zum Frühstück

Beginnen Sie den Tag mit einer Tasse heißem Wasser mit 5–8 Tropfen einer Bitterstoffmischung (z.B. Bittersegen oder Bitterstern). Sie kommen gleich in Schwung, und der Tag beginnt mit Freude. Versuchen Sie mal etwas Neues!

Ingwer-Kardamom-Porridge

Zutaten (für 1 Portion):

2 EL Haferflocken

2 Gläser Hafermilch (oder eine andere Pflanzenmilch)

1 Dörrpflaume

Etwas frische Ingwerwurzel

2 Kardamomkapseln

1 Messerspitze Zimt

Die kalte Pflanzenmilch mit den Haferflocken und der klein geschnittenen Dörrpflaume aufsetzen. Den Ingwer in kleine Streifen schneiden – nur wenig nehmen, damit es nicht zu scharf wird. Die Kardamomkapseln in einem Mörser zerkleinern. Zusammen mit dem Zimt in den Porridge geben und unter Rühren ca. 6 Min kochen, bis ein Brei entsteht. Der Brei kann mit Sesamsamen oder Hanfsamen zum Servieren bestreut werden. Das gibt noch den besonderen Pfiff.

Bitter am Mittag geht am besten

Zu Mittag muss es stets ganz bitter werden. Es ist auch die beste Zeit, um die Nahrung gut zu verdauen. Ein Starter kann helfen und schafft Abwechslung.

Bitter-Pesto vor der Hauptmahlzeit

Wir kennen es ja aus Italien, das Bruscetta-Brot mit leckeren Tomaten-Aufstrichen als Starter. Es muss aber nicht immer Tomatenmark sein, verwenden Sie mal Basilikum- und Löwenzahnblätter und geben Sie damit Ihrem Gaumen ein eindeutiges Signal.

Wer gerne Nudeln isst oder köstlichen Brotaufstrich liebt, benötigt das richtige Bitter-Pesto. Ein Rezept für ein Vorratsglas (rund 300 g).

Zutaten:

1 Bund frische Basilikumblätter

4 mittelgroße frische Löwenzahnblätter

130 ml natives Olivenöl

100 g Pinienkerne

80 g geriebenen Parmesankäse

1 –2 Knoblauchzehen

Eine Prise Steinsalz, etwas Cayennepfeffer

Die abgezupften Basilikum- und Löwenzahnblätter waschen und auf Küchenrolle trocknen. Die Pinienkerne in einer trockenen Pfanne bei mittlerer Hitze unter Rühren rösten. Die geschälten Knoblauchzehen vierteln und dann grob klein schneiden. Die gerösteten Pinienkerne, Basilikum- und Löwenzahnblätter sowie die zerteilten Knoblauchzehen zu einem grünen Brei zerkleinern. Den frisch gerieben Parmesan und das native Olivenöl untermischen und das Pesto abschmecken.

Bereiten Sie ein Schraubglas oder Einweckglas vor und füllen Sie das Pesto ein, etwas Öl obenauf verbessert die Haltbarkeit. Möchten Sie das Pesto länger lagern, können Sie es portionsweise einfrieren.

Radicchio rosso tardivo di Treviso

Radicchio ist mein unumstrittener Favorit unter den Bittersalaten, und ich fahre deshalb im Herbst immer ins Veneto. Sein unkultivierter Vorfahre, die »Gemeine Wegwarte« *(Cichorium intybus)* ist eine blau blühende Wildpflanze, die in Mitteleuropa auf

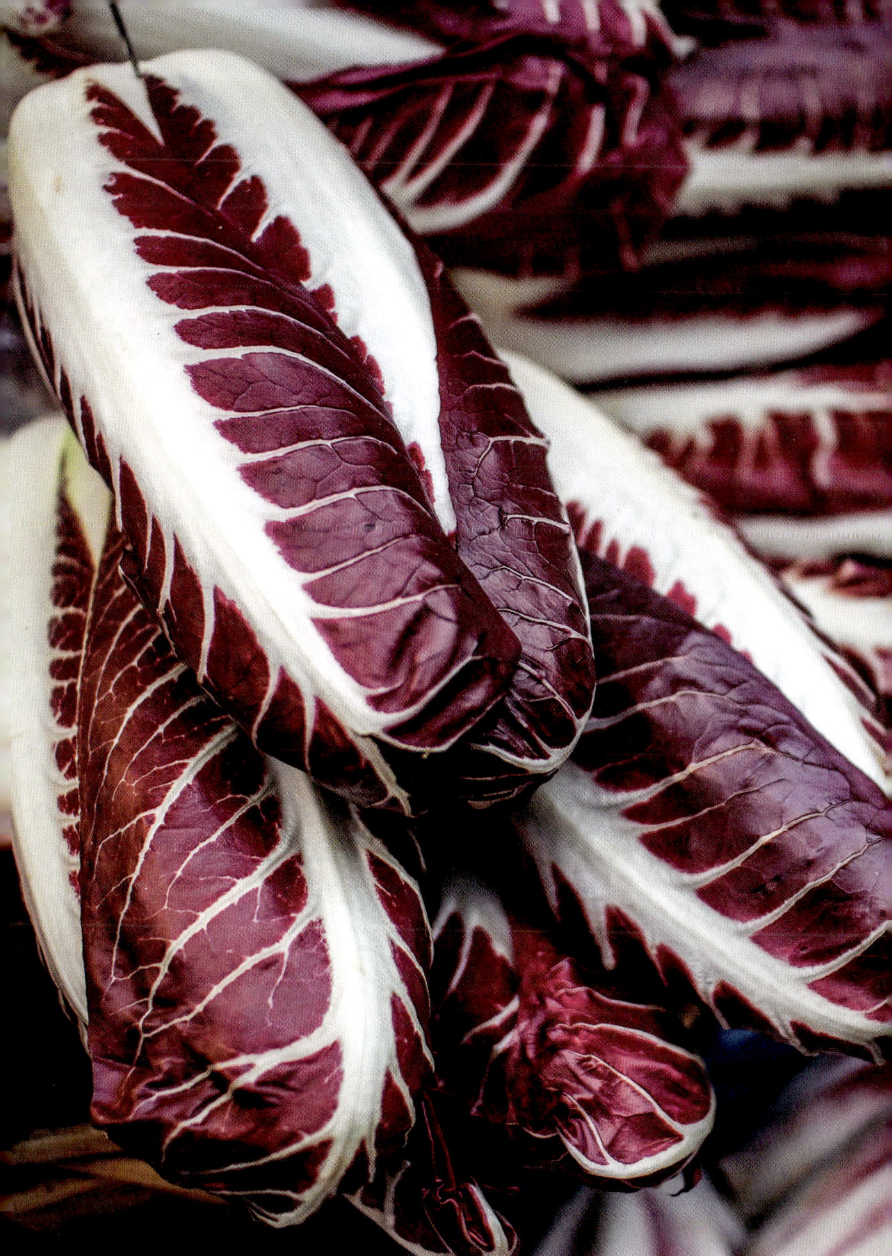

^ Radiccio rosso tardivo di Treviso – mein Favorit.

Wiesen und besonders an den Rändern von Wegen zu finden ist. Sie war das typische Gemüse der Armen. Einfache Menschen haben den Nutzen der Bitterstoffe sofort erkannt, waren sie doch auch mit heilender Wirkung für den Darm verbunden. Da so häufig nachgefragt, begann man, am wasserreichen Südrand der Alpen Radicchio, so heißt er hier, zu züchten. Aus einer Wildform sind unverwechselbare Sorten wie Verona, Chioggia, Castelfranco und vor allem Treviso entstanden. Der König aller Zichoriengewächse ist jedoch der »Radicchio rosso tardivo di treviso«, wie er mit vollem Namen heißt. Es gibt unzählige Rezepte für dieses königliche Gemüse, hier ist eines für jeden Haushalt.

Zutaten (für 4 Portionen):

50–60 g *Lardo* oder *Pancetta* (italienische Specksorten)
Alternative: natives Olivenöl
4 Stück Radicchio rosso tardivo di treviso
Frischer Parmesan, mit den Fingern zerbröselt, nicht gerieben!
Etwas Aceto Balsamico tradizionale di Modena oder als Alternative eine Prise Steinsalz

Den italienischen Weißspeck in dünne Scheiben schneiden und bei geringer Hitze in einer Pfanne kurz anbraten. Achten Sie darauf, dass der Speck nicht braun wird. Dann den grob geschnittenen Radicchio dazugeben, durchschwenken und den ungeriebenen Parmesan mit den Fingern hineinbröseln. Am besten servieren Sie den Radicchio rosso tardivo di Treviso lauwarm mit etwas Olivenöl. Einfach köstlich. Sie können diesen wunderbaren Radicchio auch mit Parmaschinken anbraten.

Bitterstoffe für das Gehirn

Unser Gehirn ist eine veritable Kommunikationszentrale, welche die Arbeit mehrerer Milliarden Nervenzellen (Neuronen) koordiniert. Es besteht aus zwei miteinander verbundenen Gehirnhälften, welche von einer Hirnhaut umgeben sind. Untereinander sind die Neuronen über feine Abzweigungen (Dendriten) miteinander verbunden. In den Spalten zwischen diesen Abzweigungen werden Botenstoffen (Neurotransmitter) ausgetauscht. Bitterstoffe beeinflussen gerade bei Stress das Gehirn positiv, indem sie das vegetative Nervensystem aktivieren und stimulieren. Fühlt man sich erschöpft, bekommt man über die Anregung des Sympathikus mehr Antriebskraft und Energie. Besonders grünes Blattgemüse, also Salat, Kohl, Spinat oder Mangold hat diese positive Wirkung. Ältere Menschen können damit ihre Gehirnleistung verbessern und Demenz vorbeugen.

Nudeln in Mandelmilchsoße mit Putenbrust

Zutaten (für 3 Portionen):

300 g Dinkelnudeln
1 Dose Ananas
150 ml Gemüsebrühe oder Fond
4 Knoblauchzehen
250 ml Mandelmilch
100 g Frischkäse
250 g Putenbrust
2 mittelgroße Granatäpfel
1 EL Knoblauchpulver
4 TL Kurkumapulver
1 TL Galgant

Die Dinkelnudeln al dente kochen. Das Putenfleisch in dünne Streifen schneiden und in Butter goldgelb anbraten. Die Ananas würfelig schneiden und mit den gehackten Knoblauchzehen dazugeben. Die Gemüsebrühe und etwas Ananassaft dazu geben. Mandelmilch und Frischkäse anrühren und ebenfalls gut einrühren. Dann Kurkuma, Galgant und Knoblauchpulver einmischen und noch ein paar Minuten köcheln lassen, damit es schön cremig wird. Mit etwas Steinsalz abschmecken. Die abgegossenen Nudeln in die Soße rühren und auf dem Teller verteilen. Garnieren kann man das Gericht mit etwas Brunnenkresse, Grünalgenpulver, Granatapfelkernen und Kokosraspeln. Granatapfel und Kurkuma schützen die Gehirnzellen von Ablagerungen und fördern die Durchblutung

Bitterstoffe als modernes Anti-Aging und gegen Stress

Der moderne Mensch erlebt einen Alltag in Hektik und Stress. Eine solche Reizüberflutung aktiviert ständig die Stressachse und führt zu einem Dauerfeuer von Stresshormonen. Jetzt ist es Zeit zu bremsen. Machen Sie den Versuch, ob Sie selbst ein Super-Taster sind, also jemand, der sehr rasch auf Bitterstoffe reagiert. Wenn ja, haben Sie gute Karten, um Stress mit Bitterstoffen leichter zu verarbeiten. Wenn nicht, wird es Zeit für täglich Bitterstoffe auf dem Teller. Diese verbessern das Darmklima und machen Ihr Immunsystem fit für jede Art von Angriff. Viren und Bakterien haben keine Chance. Machen Sie den Selbsttest. Versuchen Sie einen Wildsalat zum Mittagstisch.

Wildsalat zum Einstieg

Zutaten:

2–4 Blätter Radicchio
2–4 Blätter Löwenzahn
1 Sauerampferstängel
2–4 Blätter jungen Giersch
2–4 Blätter Barbarakraut
2–4 Gänseblümchenköpfchen (sehr bitter)
2–4 Bärlauchknospen
6 EL natives Olivenöl oder Kürbiskernöl
3 EL Apfelessig
Etwas Steinsalz
1 TL Senf
1 TL Agavendicksaft

Alle Blätter gut waschen und auf Küchenpapier abtupfen und trocknen. Blätter zerzupfen und die Wildkräuter fein schneiden. Die Marinade aus Öl, Essig, Salz, Senf und Agavendicksaft anrühren und alle Salat- und Wildblätter unterheben. Mit Gänseblümchen und Bärlauchknospen garnieren.

Bitteres kann man auch trinken

In der Vergangenheit wurden Bitterpflanzen zunächst einzeln angewandt, um eine ganz spezifische Wirkung zu erzielen. Erst durch die systematische botanische Erfassung, Kultivierung und Zubereitung, hier vor allem in den mittelalterlichen Klöstern, entstanden Bittermischungen. Damit hat sich der Wirkbereich für den Körper vergrößert. Alkoholische Bittertinkturen können sowohl den Appetit anregen wie bremsen oder die Darmperistaltik fördern und gleichzeitig Darmparasiten bekämpfen. So entstanden Elixiere des langen Lebens oder heilige Tinkturen, »Tincture sacrae«. Diese vielfältige Wirkung alkoholischer Bittertinkturen ist gut beschrieben. Sie regen die Sekretion von Verdauungsdrüsen an, entgiften gleichzeitig die Leber, regen die Niere zur verstärkten Ausscheidung an, stärken das gesamte Immunsystem und regulieren die Bluttfette. In den Speicheldrüsen kommt es zur Anregung der Speichelenzyme vor dem ersten Bissen, und die Bitterstoffe vermitteln dem Gehirn bereits zu Beginn des Essvorgangs ein sanftes Sättigungsgefühl.

Bitter-Smoothies

Aus den Zutaten zu dem oben stehende Rezept für einen Wildsalat (ohne Marinade) können Sie auch einen Smoothie zubereiten. Ganz allgemein gilt: Geben Sie immer etwas Grünes in den Smoothie, dann haben Sie meist schon einen Bitterstoff pro Tag eingebaut. Trinken Sie Smoothies aber nie unverdünnt. Mit Wasser im Verhältnis 1:4 gemischt, verbessert sich die Aufnahme der Pflanzenstoffe im Darm.

Anhang

Mögliche Bezugsquellen

Natest GmbH
Walter-Pichler-Strasse 45, A-6410 Telfs
Österreich
Telefon: +43 512 343 039
E-Mail: info@florianueberall.at

Joy-Naturals GmbH
Seidenfeld 16, A-5303 Thalgau
Österreich
Telefon: +43 6641231317
E-Mail: info@joynaturals.at

Life Light GmbH
Via Sanitas 1, A-5082 Grödig
Österreich
Telefon: +43 662628628
E-Mail: info@lifelight.com

SonnenMoor GmbH
Landstraße 14, 5102 Anthering
Österreich
Telefon: +43 6223 2278
E-Mail: office@sonnenmoor.at

PADMA AG
Haldenstrasse 30, CH-8620 Wetzikon ZH
Schweiz
Telefon: +41 43 343 4444
E-Mail: mail@padma.ch

Lesens- und Sehenswertes

Lesen Sie unser Buch *EssMedizin für ein gesundes Kind*
oder stöbern Sie auf www.joynaturals.at oder auf lifelight.com

Weitere Bitterstoffrezepte, wie etwa fermentierte Bitterstoffe, finden Sie auf www.joynaturals.at. Unter der Rubrik »Beste Rezepte« haben wir für Sie wertvolle Rezepte hinterlegt.

Überall, F. und A. (2021): *Elefanten kriegen keinen Krebs.* Nymphenburger in der Franckh-Kosmos Verlags-GmbH & Co. KG. Stuttgart.

Videos zum Buch »Elefanten kriegen keinen Krebs«:
Long: https://www.youtube.com/watch?v=B5rI95ycPwE
Short: https://www.youtube.com/watch?v=ZgmRuKF5eKs

Gerhard Dörler (1988). *Alt-Tiroler Naturapotheke.* PINGUIN Verlag.
Mit Herrn Mag. pharm. Gerhard Dörler verbindet mich eine wunderschöne Jugendzeit in der Stadtapotheke in Kitzbühel.